DES

FRACTURES DE LA ROTULE

COMPLIQUÉES D'OUVERTURE

DE L'ARTICULATION TIBIO-FÉMORALE

DE LEUR TRAITEMENT

PAR

LE Dr GEORGES BOUCHARD

INTERNE DES HÔPITAUX DE PARIS,

MÉDAILLE DE BRONZE DU GOUVERNEMENT (CHOLÉRA, 1865-66).

PARIS

LEFRANÇOIS, LIBRAIRE-EDITEUR,

RUE CASIMIR-DELAVIGNE, 9 ET 10, PLACE DE L'ODÉON

1868

DES

FRACTURES DE LA ROTULE

COMPLIQUÉES

D'OUVERTURE DE L'ARTICULATION TIBIO-FÉMORALE

DE LEUR TRAITEMENT

DES

FRACTURES DE LA ROTULE

COMPLIQUÉES D'OUVERTURE

DE L'ARTICULATION TIBIO-FÉMORALE

DE LEUR TRAITEMENT

PAR

LE Dr GEORGES BOUCHARD

INTERNE DES HÔPITAUX DE PARIS,
MÉDAILLE DE BRONZE DU GOUVERNEMENT (CHOLÉRA, 1865-66).

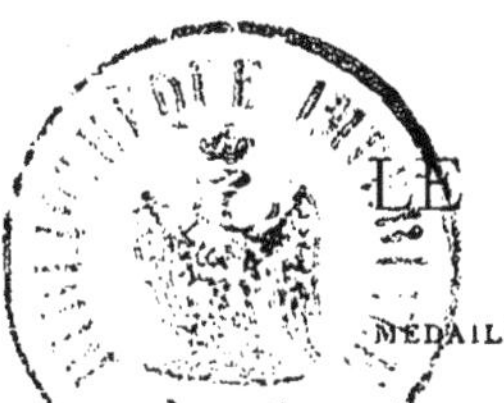

PARIS

LEFRANÇOIS, LIBRAIRE-EDITEUR,

RUE CASIMIR-DELAVIGNE, 9 ET 10, PLACE DE L'ODÉON

1868

AVANT-PROPOS

Les fractures de la rotule compliquées d'ouverture de l'articulation tibio-fémorale sont assez rares dans les annales de la science; de plus, elles sont fort graves.

Si l'on vient à compulser tout ce qui a été écrit jusque dans ces derniers temps sur ces genres de fractures, on trouve qu'aucun auteur n'en a fait l'objet d'un travail spécial et basé sur des faits. En effet, les uns, à propos des complications des fractures de la rotule, se bornent à dire que l'articulation tibio-fémorale peut être ouverte; d'autres, à propos des plaies des articulations, consacrent quelques lignes à la possibilité d'une ou plusieurs fractures concomitantes dans les plaies pénétrantes du genou, etc.

Il restait à réunir et à classer tous les faits épars dans la science, et avec ces matériaux, à tracer une histoire aussi complète que possible de ces fractures compliquées; enfin à conclure, s'il était possible, d'après ces observations, dans quel cas plutôt que dans tel autre, le chirurgien devrait chercher à conserver ou à amputer le membre. Tel est le but que je me suis proposé dans ce travail.

Je dois m'empresser de dire que les bases d'une semblable étude m'ont été fournies par mon excellent maître, M. S. Duplay qui, pendant mon internat à l'hôpital de la Pitié en 1867, alors qu'il remplaçait M. Voillemier, me fit observer journellement un jeune homme atteint de fracture compliquée de la rotule auquel il conserva le membre. On trouvera, du reste, plus loin (observation 21) l'histoire complète de ce malade. C'est donc, encouragé par ce chirurgien, que j'entreprends de traiter ce sujet en lui donnant tous les développements qu'il me sera possible; je le prie en conséquence de vouloir bien agréer l'hommage de ce travail, c'est un devoir de reconnaissance dont je suis heureux de pouvoir m'acquitter.

DES

FRACTURES DE LA ROTULE

COMPLIQUÉES D'OUVERTURE

DE L'ARTICULATION TIBIO-FÉMORALE

DE LEUR TRAITEMENT

> Le médecin et chirurgien ne sont que des ministres et aides de nature, pour l'aider en ce où elle tend commodément.
>
> (HIPPOCRATE, *Aph.* 21, liv. I.)
>
> Le grand art du chirurgien consiste à empêcher qu'une opération ne devienne nécessaire, et à guérir le malade sans avoir besoin de ce moyen extrême.
>
> (ABERNETHY.)

CLASSIFICATION. — DIVISIONS.

La rotule, superficiellement placée au devant de l'articulation tibio-fémorale, est plongée au milieu des fibres du triceps crural, dans l'épaisseur duquel elle paraît s'être développée. Sa forme, son peu de volume et sa mobilité lui permettent de se soustraire à une grande partie des chocs extérieurs. Aussi les fractures de cet os par cause directe, surtout celles qui sont compliquées de l'ouverture de l'articulation tibio-fémorale, sont-elles assez rares.

D'après les observations que nous avons pu réunir sur les lésions traumatiques du genou, tant en France qu'à l'étranger, nous avons été conduit pour la clarté de notre sujet à classer ces lésions d'après les causes qui les ont produites, en :

1° Fractures de la rotule compliquées d'ouverture de l'articulation tibio-fémorale par *traumatisme simple*.

2° Fractures de la rotule compliquées d'ouverture de l'articulation tibio-fémorale par *projectiles de guerre.*

Il resterait bien une troisième classe de fractures de la rotule, compliquées de gangrène consécutivement à cette fracture, et déterminant l'ouverture du genou ; mais notre sujet ne comportant que les fractures de la rotule compliquées immédiatement d'ouverture de l'articulation, suite de traumatisme, nous ne nous arrêterons pas plus sur ce genre de lésion. Cependant, avant de passer outre, nous citerons une observation très-curieuse, mentionnée par Astley Cooper dans ses *Œuvres chirurgicales*. Il s'agit d'une femme admise à l'Hôpital Guy, en 1816, pour une fracture transversale simple de la rotule qui s'était réunie depuis longtemps par une production ligamenteuse d'environ trois pouces de longueur. Des ulcérations s'étaient formées en différentes parties du corps, et l'une d'elles sur les téguments qui recouvraient l'union ligamenteuse de la rotule. Cet ulcère devint gangréneux, perfora le tissu ligamenteux de nouvelle formation, et ouvrit la cavité articulaire. Il survint des symptômes généraux intenses ; une suppuration abondante se forma, et le gonflement et l'inflammation du membre contre-indiquant l'amputation, cette femme succomba.

A cette première observation, qui est très-incomplète, nous en joindrons une seconde, non moins intéressante, que nous empruntons au *Journal de chirurgie* de Malgaigne, t. I, juillet 1843, et dont nous ne rapportons qu'un résumé.

Fracture ancienne de la rotule ; rupture du cal fibreux avec récidive, terminée par la mort.

Le nommé Dentu, tabletier, 61 ans, portait depuis plusieurs années une fracture en travers de la rotule gauche, réunie par un cal fibreux ; déjà une première fois il avait eu ce cal fibreux rompu et de nouveau réuni, lorsque, le 7 février 1839, ayant fait un faux pas, il tomba à la renverse et ressentit à la fois un fort craquement et une vive douleur dans le genou gauche.

Il entre à l'hôpital de la Charité.

Genou considérablement tuméfié ; peau de la région antérieure ecchymosée ; gonflement arrondi et comme sphérique en avant, dûr et résistant à la pression ; douleur très-vive.

Vers le cinquième jour, une portion des téguments se gangrène.

Le 18 février, l'eschare se détachait, et le 20, l'ouverture communiquait avec l'articulation. Il se forma des abcès, un affaissement du malade; pouls petit. Quelques jours après coma profond; suppuration tarie; mort.

Autopsie. — Peau décollée jusqu'au grand trochanter et dans près de la moitié de la circonférence du membre. Les deux fragments de la rotule étaient séparés par un intervalle de 5 à 6 centimètres. Poulie fémorale dépourvue de son cartilage, tissu osseux érodé; fibro-cartilages interarticulaires ramollis et décollés dans une grande étendue.

Cette distinction des fractures de la rotule compliquées de l'ouverture de l'articulation tibio-fémorale étant faite, comme nous l'avons dit, d'après la cause productrice, nous diviserons notre sujet d'étude en trois chapitres bien distincts.

Dans le premier chapitre, nous entrerons dans des considérations générales relatives au sujet qui nous occupe, et communes à toutes les fractures de la rotule compliquées de l'ouverture de l'articulation tibio-fémorale.

Dans le second chapitre nous ferons l'histoire des fractures compliquées de la rotule, que nous avons désignées sous le nom de fractures de la rotule, avec ouverture de l'articulation tibio-fémorale par traumatisme simple. Enfin dans un troisième et dernier chapitre nous dirons un mot des fractures de la rotule avec ouverture de l'articulation tibio-fémorale par projectiles de guerre.

CHAPITRE PREMIER.

CONSIDÉRATIONS GÉNÉRALES SUR LES FRACTURES DE LA ROTULE, AVEC OUVERTURE DE L'ARTICULATION TIBIO-FÉMORALE.

Avant de traiter de chacune des variétés de fractures que nous avons admises dans notre division, nous parlerons des accidents qui accompagnent ces sortes de lésions.

Toutes ces fractures, quelle que soit la cause qui les a produites, donnent lieu à un ensemble de phénomènes qui prennent une marche déterminée et toujours la même.

Ces phénomènes peuvent être classés, suivant leurs manifestations et leur ordre d'apparition, en trois périodes bien tranchées. Une première période, ou période latente; une seconde, ou période inflammatoire, encore appelée par certains auteurs période de réaction ; enfin, une troisième et dernière période, désignée sous le nom de période de terminaison.

Chacune de ces périodes, par laquelle passe le blessé, peut s'accompagner d'accidents plus ou moins graves, auxquels on donne le nom de complications. Ces complications peuvent être locales ou générales, primitives ou consécutives. Elles sont primitives quand elles reconnaissent pour cause le traumatisme, et consécutives quand elles sont le résultat de l'inflammation.

I.

Première période ou période latente.

Dans cette première période des fractures de la rotule avec pénétration de l'article, le blessé éprouve de la douleur, qui varie beaucoup en intensité.

Cette douleur est quelquefois nulle au moment de l'accident, quoique le sujet soit gravement blessé (1) ; d'autres fois au contraire elle est assez vive (2).

Quand la douleur est nulle au début, elle devient de plus en plus sensible, à mesure que se développent lès phénomènes inflammatoires (3). C'est surtout dans les cas de fracture de la rotule avec ouverture de l'articulation produites par des armes à feu que cette période latente est la plus manifeste. Il y a dans ces cas comme une sorte de stupeur locale et générale ; on observe aussi quelquefois de la perte de connaissance.

Ces genres de lésions sont évidemment toujours accompagnés d'un écoulement de synovie, qui peut être d'abord peu abondant, mais qui bientôt, au bout de quelques heures ou de quelques jours, sous l'influence de l'irritation traumatique, pourra être sécrétée en plus grande abondance et s'écouler à l'extérieur au fur et à mesure de sa formation. Elle pourra être mélangée ou non au sang qui s'écoule à l'extérieur, car il n'est pas rare d'observer une hémorrhagie (4) qui quelquefois est très-considérable ; on peut observer de plus la présence d'un ou de plusieurs corps étrangers dans l'intérieur de l'articulation.

La cause vulnérante n'attaque pas seulement la rotule et les parties molles qui environnent l'article, elle peut encore léser les condyles du fémur ou du tibia dans une étendue plus ou moins considérable (5). Ce sont surtout, comme nous le verrons plus tard, les projectiles de guerre qui produisent des vastes dégâts des surfaces articulaires tibio-fémorales.

Telles sont les lésions qui peuvent avoir lieu dans cette première période, ou période latente.

Il peut arriver que la fracture de la rotule compliquée d'ouverture de l'articulation tibio-fémorale ne dépasse pas cette première période, et qu'on ne voie pas survenir ces accidents

(1) Voir obs. 21. — (2) Obs. 2. — (3) Obs. 6. — (4) Obs. 16, 17, 5, 9, 20, 8. — (5) Obs. 5, 11, 23.

inflammatoires graves que nous allons bientôt décrire, et par lesquels passent ces genres de lésions. Disons-le en passant, ce mode de terminaison est malheureusement excessivement rare; nous n'avons pu du reste trouver qu'un seul fait à l'appui de ce que nous avançons.

OBSERVATION Ire.

Relation d'un cas dans lequel on a obtenu la consolidation osseuse de la rotule à la suite d'une fracture compliquée (1).

Le nommé Henri Eschmann (de Berne), 33 ans, tempérament bilieux et sanguin, courrier, fut apporté à l'hôpital St-Pierre le 9 mars 1849. Il s'était trouvé sur le siége d'une voiture, qui, après une descente rapide de la rue de Namur, avait versé à l'entrée de la place Royale. La joue et le genou gauche du blessé avaient porté contre les piliers de l'arcade. M. le Dr Limauge, qui se trouvait sur les lieux, constata une fracture comminutive et compliquée de la rotule gauche et une fracture double du maxillaire inférieur. Les téguments de la partie antérieure du genou présentaient une large plaie assez nette, en forme d'Y, de 3 centimètres d'étendue, à travers laquelle on put retirer deux éclats de la rotule. Après ce rapprochement des fragments restants, M. Limauge appliqua un bandage amidonné qui fut complété à l'hôpital et prolongé jusqu'à la racine de la cuisse. Une potion cordiale fut administrée. (Bandage pour fixer la mâchoire).

Le 10 mars, nuit bonne, intelligence assez nette, point de douleurs. Un peu d'agitation vers le soir. (Saignée, émétique en lavage, diète).

Le 11, insomnie, rêvasserie, point de réaction, répétition de l'émétique, section du bandage; la coaptation est parfaite, la plaie se réunit. On pratique à l'appareil deux incisions transversales, au-dessus et au-dessous du genou, pour former vis-à-vis de celui-ci une fenêtre qui permette de le visiter sans toucher au reste. Le bandage étant refermé, on fait asseoir le malade dans un fauteuil.

A partir de ce jour, rien n'est venu troubler la marche de la con-

(1) Gazette médicale de Paris, 10 septembre 1853. Mémoire sur le traitemen des fractures de la rotule, par M. le Dr Seutin.

solidation. La double fracture de la mâchoire, au niveau du bord antérieur du masséter gauche, et près de la première petite molaire droite, empêchant la mastication, le malade fut nourri de consommés et de potages épais. Cinq semaines ont suffi au rétablissement des fonctions du maxillaire.

Au bout de la première semaine, la déambulation fut permise au malade avec les précautions ordinaires. Eschmann quitte l'hôpital le 12 mai; consolidation complète des différentes fractures. La réunion osseuse des fragments de la rotule est sensible à une ligne rugueuse qui traverse obliquement son diamètre transversal. Simple roideur du genou.

Le malade est revu en novembre 1850. Rien dans sa marche n'indique que la rotule a été fracturée; les mouvements du genou ont recouvré toute leur étendue normale. On sent un léger sillon au niveau de l'ancienne fracture. Pendant la flexion, la rotule, au lieu de se loger entre les condyles du fémur, se porte vers le condyle interne, mais sans le moindre préjudice pour les fonctions du membre.

Cette observation est excessivement curieuse à tous les points de vue. Il est très-rare en effet de voir après une semblable blessure articulaire, un malade pouvoir marcher au bout de huit jours, même avec un appareil, comme l'a fait celui-ci, et sortir de l'hôpital complétement guéri de ses fractures multiples deux mois et trois jours après son accident.

II.

Deuxième période ou période inflammatoire ou période de réaction.

C'est alors que, quatre ou cinq jours après l'accident, commence la période inflammatoire ou période de réaction.

Nous empruntons aux auteurs du *Compendium de chirurgie pratique*, à l'article, *plaies par instruments piquants et tranchants des articulations*, une grande partie de la description de cette période inflammatoire qui s'applique parfaitement à la description du sujet qui nous occupe, et que nos observations confirmeront entièrement.

Cette période, disent-ils, s'annonce ordinairement par un prurit incommode autour de la plaie, et par des douleurs sourdes et profondes qu'exaspèrent les mouvements ; bientôt après surviennent du gonflement et de la chaleur. Les bords de la plaie, qui paraissaient d'abord disposés à se recoller, s'écartent, s'élèvent, se boursouflent, prennent une teinte pâle, blafarde, et laissent échapper une grande quantité de sérosité trouble ou de matière ténue, roussâtre, sanieuse ; les téguments qui recouvrent l'articulation paraissent infiltrés ; la peau est tendue, luisante et pâle. C'est une chose remarquable et qui attire tout d'abord l'attention de l'observateur, que cette absence complète de rougeur, que cette sorte de décoloration des tissus au milieu des phénomènes non équivoques d'une vive inflammation. A quoi tient ce phénomène ? Sans doute à ce que la phlegmasie a pour foyer principal, sinon unique, l'intérieur même de la cavité articulaire et surtout la doublure séreuse de ses parois. Cet état local ne tarde pas à déterminer une réaction générale qui se traduit à l'extérieur par l'élévation et la fréquence du pouls, la coloration de la face, l'accélération des mouvements respiratoires, la soif, l'inappétence, l'insomnie ; à ces symptômes se joignent quelquefois un sentiment de malaise indéterminé, de l'anxiété des nausées, des vomissements. Telles sont les phases par lesquelles peut passer l'arthrite traumatique.

Il peut arriver que l'intensité des premiers accidents augmente; le gonflement et la tension s'étendent aux parties voisines de l'articulation ; l'engorgement gagne peu à peu le tissu cellulaire du membre entier; les douleurs prennent un tel caractère d'acuité que les moindres mouvements deviennent impossibles. Des frissons irréguliers annoncent la formation du pus, et des abcès s'établissent tant dans l'intérieur même de l'articulation tibio-fémorale qu'autour de celle-ci. Le pus, après avoir ulcéré et détruit la synoviale, peut fuser au loin dans les interstices des muscles qu'il isole et dissèque ; si alors on vient à ouvrir ces vastes abcès, ces immenses clapiers, on voit s'écouler des quantités considérables d'un pus fétide, mélangé de sang noir et quelquefois rougeâtre. Dès lors les phénomènes inflammatoires se calment un peu, mais pour un seul instant, car bientôt ils reprennent avec une nouvelle énergie ; d'autres clapiers purulents se forment, et on voit assez souvent se détacher de larges lambeaux de peau et de tissu cellulaire gangrenés. Un érysipèle simple ou phlegmoneux peut survenir et emporter le malade, qui peut encore succomber à la suite des accidents nerveux, par une sorte de sidération. Ces blessés peuvent encore mourir en proie à un délire et à un coma profond.

Il peut encore arriver que, par suite de l'inflammation suppurative des surfaces articulaires, celle-ci restant limitée à l'articulation, les extrémités osseuses des condyles du fémur et du tibia, les fibro-cartilages inter-articulaires, les fragments de la rotule, s'altèrent en baignant au milieu du pus.

C'est alors que, abattu par la souffrance autant que par l'épuisement qui résulte de cette suppuration abondante et non interrompue, miné par la fièvre hectique, le malade tombe dans le marasme le plus complet et la mort met un terme à toutes ses souffrances, à moins que, par une opération pratiquée à temps, le chirurgien ne vienne à lui sauver la vie.

Telle est la marche, telle est l'issue la plus fâcheuse de l'arthrite traumatique et des abcès qui lui succèdent.

Nous ne pouvons passer outre dans le sujet qui nous occupe sans parler des différentes opinions des auteurs sur cette arthrite traumatique dont nous venons de parler. Tous ceux qui ont écrit sur les plaies des articulations, ayant été frappés des phénomènes auxquels elle donnait lieu, ont cherché quelle pouvait en être la cause déterminante, et ils ont émis des opinions diverses à ce sujet.

Ambroise Paré (1), Fernel et les anciens attribuaient tous les accidents à la lésion des aponévroses et des tendons; ils accordaient aux organes fibreux une vitalité dont ces tissus sont évidemment dépourvus.

Brasdor (2), Bichat (3), Larrey (4), disent que la résistance, des parties invoquées par les anciens en sont une cause plus réelle, il y a tuméfaction de la synoviale et étranglement sur elle par les enveloppes qui l'entourent.

David (5) invoque l'action du pus sur les cartilages et la synovie.

Hévin (6) attribue ce danger à l'inflammation des sucs retenus et à l'introduction de l'air dans la capsule.

Bruneau (7) parle de la réaction du pus comme cause de l'arthrite traumatique.

Monro (8), B. Bell (9), Thompson (10), Béringer (11) accusent l'introduction de l'air seul dans l'article. Larrey (12), J. Bell (13), Finlay (14), Boyer (15) invoquent à la fois l'action de l'air et le contact des différentes pièces du pansement.

Velpeau (16), précédé par Jules Fournier, *Thèse de Paris*, 1823, n° 150, dit : l'action de l'air est à redouter dans les plaies pénétrantes des articulations, mais seulement à partir du moment où leur membrane synoviale est déjà le siége d'un état de phlogose, où des fluides épanchés y ont déjà subi quelque altération. Le pus lui-même ne devient si dangereux en pareil cas par sa stagnation qu'à cause des propriétés irritantes qu'il acquiert par l'inflammation qu'il suscite autour de lui, et par son action destructive sur des organes soumis en grande partie à l'influence des lois de la physique

(1) Livre x, chap. 42. — (2) Acad. de chirurg., t. V, p. 501. — (3) Anat. générale, t. II. — (4) Clinique chirurg., t. III, p. 372. — (5) Acad. de chirurg. Prix, t. IV, p. 150. — (6) Pathol. chirurg., t II, p. 127. — (7) Thèse de Paris, 1802, n° 142. — (8) Bursæ mucos, etc. — (9) Chirurg., t. V, p. 87. — (10) Traité de l'inflammation. — (11) Thèse de Paris, 1820, n° 74. — (12) Clinique chirurg., t. III, p. 372. — (13) Traité des plaies. — (14) Nort . mer. Journal. April 1827. — (15) Traité des maladies chirurgicales. — (16) Dictionn. de méd., t IV.

générale. Avant l'inflammation, l'air n'a rien de malfaisant. La preuve que l'inflammation et non l'introduction de l'air fait tout le danger des plaies dont il s'agit, c'est que les plus graves sont celles qui exposent le plus à l'arthrite, et que, si cette phlegmasie ne s'y joint point, elles restent en général d'une grande simplicité, soit que l'atmosphère y ait accès, soit qu'aucun fluide étranger ne s'y introduise.

Les auteurs du *Compendium de chirurgie* attribuent la fréquence de l'arthrite traumatique : à l'influence de l'air atmosphérique, car en effet la synoviale mise à découvert subit la loi commune à tous les tissus vivants, elle s'enflamme et suppure au contact de l'air libre; à l'influence de la constitution anatomique de l'articulation qui force les principes nuisibles, résultats de la décomposition putride, à séjourner dans l'économie.

Telles sont les principales opinions des auteurs émises à ce sujet.

En résumé, les accidents qui accompagnent les plaies des articulations en général ont été attribués tantôt à la lésion des tissus fibreux, tantôt à l'étranglement exercé sur les parties enflammées par ces mêmes tissus : d'autres fois au croupissement des liquides (pus, sang, synovie altérés); enfin à l'action de l'air sur les surfaces articulaires.

Disons d'abord que les opinions de A. Paré, Fernel et des anciens ne sont plus soutenables aujourd'hui, depuis les travaux de l'École de Haller, qui ont démontré l'insensibilité du tissu fibreux.

Le séjour du pus altéré ne peut être invoqué, puisqu'il ne se forme qu'en raison même des accidents qui surviennent; tout au plus pourrait-on lui attribuer la persistance de ces accidents.

Quant à la synovie et au sang, ils ne peuvent s'altérer.

Il ne nous reste plus à parler que de deux causes présumées :

1° L'entrée de l'air et son action malfaisante sur les surfaces articulaires ;

2° L'étranglement produit par les tissus aponévrotiques péri-articulaires.

Tous les auteurs modernes s'accordent à dire que l'air a une action malfaisante sur les surfaces articulaires.

Quant à l'étranglement des parties enflammées par les tissus fibreux inextensibles, nous croyons qu'elle joue un rôle fort important. Ce n'est point l'étranglement qui provoque l'inflammation ; il n'aurait même point lieu si l'air n'avait pas pénétré dans l'articulation. Toutefois, il faudra tenir compte de ce phénomène important, puisqu'il a conduit certains praticiens, dans le traitement des plaies du genou, à pratiquer des débridements qui leur ont donné des résultats avantageux. C'est du reste ce que nous verrons au traitement des fractures de la rotule compliquées d'ouverture de l'articulation tibio-fémorale.

A l'appui de ce que nous venons de dire dans cet article, suivent quelques observations.

OBSERVATION II (1).

Un brigadier de cuirassiers de la garde royale, nommé Fabre, reçut, le 19 juin 1822, sur le genou droit, un coup de pied de cheval qui détermina aux téguments une plaie longue d'environ 1 pouce et fractura la rotule en trois portions, de sorte que la moitié supérieure de cet os était divisée longitudinalement en deux, et que le fragment le plus large était formé par toute sa moitié inférieure. Transporté peu de temps après l'événement à l'hôpital de Versailles, ce militaire éprouvait une douleur assez vive, que les applications d'eau froide et deux saignées générales dans le même jour calmèrent d'une manière sensible. — Les quatre premiers jours qui suivirent son entrée se passèrent dans le plus grand calme. Les affusions d'eau froide furent remplacées par un

(1) Jules Fournier, Essai sur les plaies des articulations. Thèse de Paris, 1823.

cataplasme émollient. Le membre, étendu sur un long paillasson de balle d'avoine, fut maintenu par des attelles pour s'opposer à ses mouvements. — Le cinquième jour, le blessé fut pris presque tout à coup d'une douleur si violente dans l'articulation qu'il avait peine à s'empêcher de crier. On s'empressa de lever l'appareil. Déjà le genou avait acquis un volume considérable et la chaleur y était extrêmement développée. Jusque-là la plaie, qui paraissait fermée par une eschare blanchâtre, laissait alors échapper une assez grande quantité d'un liquide de couleur safranée. On saigna de nouveau le malade, et toute l'articulation fut enveloppée d'un cataplasme émollient arrosé avec une dissolution d'extrait gommeux d'opium. Dès lors se manifestèrent des symptômes de l'inflammation de l'estomac. — Les jours suivants, les douleurs continuèrent avec la même intensité. Le gonflement, sans changement de couleur à la peau, à l'exception des environs des bords de la plaie, qui étaient rouges, fit encore des progrès considérables. A l'écoulement de cette humeur jaunâtre dont nous avons parlé se mêlait un pus encore mal élaboré. La plaie fut dilatée transversalement dans une étendue suffisante pour faire cesser l'étranglement et faciliter l'écoulement de la suppuration qui devint bientôt très-abondante. De nouvelles incisions furent pratiquées et multipliées, à mesure que, s'infiltrant dans le tissu cellulaire, le pus s'amassait en foyer autour et dans l'intétérieur de l'articulation. A cette époque, l'inflammation avait perdu beaucoup de son acuité. Un moment les symptômes généraux s'étaient ralentis. Mais, malgré la précaution de s'opposer à la stagnation du pus par les contre-ouvertures et les injections dans chaque foyer, des fusées s'étaient déjà prolongées au delà de la partie moyenne de la cuisse et menaçaient d'envahir le reste du membre. Des dépôts considérables s'étaient formés entre les muscles jumeaux et le soléaire et avaient decollé toute la peau de la moitié supérieure de la jambe. La désorganisation totale de l'articulation était patente.—Perdant alors l'espoir de conserver le membre, on se décida à l'amputation, qui eut lieu le 12 juillet, vingt-quatrième jour depuis l'accident, avec tout le succès désirable.—Dès le septième ou le huitième jour, le malade était délivré d'une pyrexie continue, de chaleur brûlante, etc., qui, le conduisant à la fièvre hectique, n'auraient pas tardé à le faire périr. La cicatrisation fut un peu retardée par la formation successive de deux petits abcès qui furent ouverts convenablement. Enfin le malade sortit parfaitement guéri le 24 août suivant, soixante-sept jours après l'accident.

OBSERVATION III (1).

Un homme entre à l'hôpital de Guy, en 1796, dans le service de M. W. Cooper, avec une fracture compliquée de la rotule. L'inflammation consécutive fut très-intense ; il se forma de la suppuration ; la fièvre fut très-forte, et, le gonflement de la cuisse n'ayant pas permis l'amputation, le malade mourut.

La pièce anatomique est dans la collection de l'hôpital Saint-Thomas ; les fragments n'offrent aucune trace d'union.

Cette observation est très-incomplète, mais nous ne l'avons citée que pour montrer la marche et la gravité des accidents qui sont survenus.

OBSERVATION IV (2).

Un jeune homme entre à l'hôpital de la Charité. Il avait reçu un coup de sabre au côté externe et antérieur de l'articulation du genou. La rotule, divisée dans toute son épaisseur, permettait de voir les surfaces articulaires. La réunion est opérée le plus exactement possible. Il survint du gonflement qui se propagea vers la cuisse et la jambe. La fièvre se déclara, ainsi qu'une douleur intense du genou et un abcès qui se forma entre le fémur et le triceps crural. Les jours suivants, les symptômes s'exaspérèrent ; le gonflement arriva au tronc, et la mort s'ensuivit.

La rotule était divisée obliquement de dehors en dedans ; les cartilages étaient desorganisés dans différents points ; on trouve divers abcès situés profondément dans l'épaisseur de la cuisse et de la jambe.

OBSERVATION V (3).

Grandi (Joseph), grenadier à cheval, fut transporté à l'hôpital de la Garde, le second jour d'une blessure d'arme blanche qu'il

(1) Astley Cooper, Œuvres chirurgicales. Observation 151e. Traduction Chassaignac et Richelot.

(2) Bruneau, Thèse de Paris, 1802, sur les plaies des articulations.

(3) Larrey, Mémoire de chirurgie militaire, t. II, p. 475.

avait reçue à l'articulation du genou droit : l'instrument tranchant avait divisé la rotule dans toute son épaisseur et intéressé les condyles du fémur. — Il y eut, dans les premiers instants, une hémorrhagie considérable, qu'un chirurgien de village, qui fut appelé, chercha à arrêter par la compression, moyen insuffisant et qui ne put empêcher l'épanchement de sang dans l'articulation et son extravasation dans le tissu cellulaire environnant. L'amputation n'ayant pu être tentée à cause des accidents déjà déclarés, le blessé mourut à la suite d'un dépôt énorme produit par le sang épanché, et dont le foyer s'étendait jusqu'au tiers inférieur de la cuisse, avec désorganisation complète des parties molles et dénudation du fémur. — Les cartilages étaient totalement détruits, et la carie avait dejà gagné la substance spongieuse des pièces articulaires.

OBSERVATION VI (1).

Hôtel-Dieu (service de Sanson). Salle Saint-Charles, n° 52.

Gatineau, 35 ans, peintre en bâtiments, doué d'un tempérament nerveux, reçut, dans la journée du 29 juillet 1830, une balle qui lui traversa le genou gauche, brisa la rotule et les condyles du fémur, et sortit en arrière sans intéresser les vaisseaux poplités. La gravité de ces lésions rendait urgente l'amputation de la cuisse; on la proposa au malade qui la refusa d'une manière opiniâtre. On fut obligé de le panser simplement; le membre fut maintenu dans l'extension à l'aide d'un appareil ordinaire des fractures de la jambe, deux saignées générales et quarante sangsues à trois reprises différentes furent mises en usage, des lotions fréquentes d'eau froide sur le membre, infusion de fleurs de tilleul et d'oranger; potion calmante, diète jusqu'au quatrième jour.

Malgré ces antiphlogistiques, comme on l'avait prévu, une inflammation violente se développe dans l'articulation et se propage au loin; elle est suivie d'une suppuration abondante que le contact de l'air rend fétide. Ces accidents s'accompagnent d'un mouvement fébrile croissant de plus en plus.

Enfin, le 5 août, le malade se plaint de douleurs insupportables, d'une insomnie continuelle; il réclame l'amputation comme

(1) Lancette française, 9 novembre 1830.

dernière ressource; elle fut pratiquée le lendemain 6 août par Sanson.

L'opération n'a rien offert de particulier; on réunit la plaie par première intention, etc.

Le membre examiné présente les lésions suivantes : fracture comminutive de la rotule et du fémur, esquilles nombreuses, surfaces articulaires baignées de pus, cartilages ramollis, foyers purulents à la jambe. Le soir la fièvre est calmée, pouls 84, peau moins chaude, langue humide, etc.

Quelques jours après, frissons répétés, symptômes typhoïdes; nausées, hoquets à la suite de potion stibiée, etc. Mort le 10 septembre.

OBSERVATION VII (1).

Le Dr Beaumont, de Montmartre, fit mander M. Verneuil le lundi 14 août 1865 pour un accident qui venait de lui arriver. Il conduisait lui-même une voiture très-basse. Le cheval avait rué et l'avait frappé aux deux genoux. A droite, le fer avait porté au niveau des insertions de la patte d'oie, et y avait laissé son empreinte sous forme d'une contusion sans déchirure profonde de la peau. A gauche, le coup avait porté sur la partie antérieure de l'articulation.

La rotule était fracturée presque transversalement à l'union du tiers supérieur avec le tiers moyen. En même temps l'extrémité du fer, agissant presque à la manière d'un instrument tranchant, avait fait à la peau une plaie à peu près transversale, longue de 3 centimètres, dont les bords très-nets étaient à peine écartés. Le genou était fléchi à angle droit lors de l'accident, mais l'extension du membre avait détruit le parallélisme entre la ligne de la fracture et la division cutanée. La première semblait remonter à 3 centimètres environ. Lorsque je vis le blessé à midi, dit M. Verneuil, trois heures après l'accident, je constatai les particularités précédentes. L'écartement entre les fragments ne dépassait pas 7 à 8 millimètres La plaie fournissait un peu de sang noir. Il n'y avait point de gonflement, à peine de douleur. Les bords de la plaie ne semblaient point contus.

M. Beaumont, âgé de 51 ans, d'une belle constitution et d'une santé robuste, malgré une imagination très-ardente, un esprit

(1) Gazette des hôpitaux, 2 septembre 1865.

cultivé et une instruction réelle s'inquiète médiocrement de son état et n'entrevoit pas la gravité du cas. Je ne juge pas opportun de l'éclairer, encore moins de lui proposer une opération grave. J'espère ramener les choses à la simplicité et prévenir les accidents ultérieurs en obtenant la réunion immédiate de la petite plaie.

Après avoir enlevé les minces caillots qui bordent les lèvres de la plaie, je réunis celle-ci à l'aide de trois points de suture pratiqués avec des aiguilles et des fils très-ténus, j'applique une couche large et épaisse de collodion. Une longue gouttière, disposée en plan incliné, maintient étroitement et immobilise le pied et le membre tout entier. Une vessie de glace suspendue à un cerceau recouvre largement toute la région blessée sans fatiguer par son poids. Régime approprié : bouillon, potages, boissons délayantes.

Le lendemain matin, gonflement très-médiocre, bonne position du membre; cependant, en un point très-circonscrit, existe une douleur qui, sans être très-vive, agace le malade; il se plaint de n'avoir pas eu de repos complet la nuit précédente, et croit devoir en accuser un des points de suture dont il voudrait bien être débarrassé. Je reconnais cependant que le point douloureux siége à plus d'un travers de doigt de la ligne de réunion, où l'affrontement paraît irréprochable, et qui n'offre aucun signe d'inflammation. Pour explorer les sutures, j'avais fenêtré la couche de collodion et mis la peau à découvert dans une petite étendue. Ne voyant rien de suspect, je prescris seulement en ce point des applications de laudanum pur, et fais continuer la glace. Au reste, apyrexie complète et retour de l'appétit. J'autorise quelques aliments légers. Une noix de côtelette est prise avec plaisir dans l'après-midi. Moral calme.

La journée du mardi se passe bien. Le soir, les douleurs du genou paraissent se réveiller. Lemalade s'administre une petite dose de morphine que j'avais permise au cas où elle serait nécessaire au repos. Le résultat sembla avantageux, car la nuit fut bonne.

Le mercredi, tout semble aller à souhait. Le genou est à peine tuméfié et à peu près insensible. L'application du froid est toujours très-agréable; le point réuni est aussi exempt d'inflammation qu'au moment de l'application des sutures; j'espère beaucoup le succès de la réunion, mais l'absence d'irritation locale me fait différer l'ablation des fils.

Le jeudi, la douleur du genou reparaît et la tuméfactiou augmente un peu ; un léger mouvement fébrile se déclare, et l'état général est moins bon. Cependant la suture ne paraît pas compromise ; je m'attendais bien à un certain degré d'arthrite traumatique. Je me contente donc d'instituer le traitement général : je conseille de restreindre les aliments ; je prescris un lavement pour remédier à la constipation, et une potion avec l'alcoolature d'aconit. Le tableau malheureusement change dans la soirée et dans la nuit.

Le lendemain, les choses ont bien changé : quelques bulles de gaz et de sérosité sanguinolente s'échappent entre les points de suture ; la tuméfaction du genou s'est accrue et s'étend vers la jambe et la cuisse ; il y a de la fièvre, du malaise ; la nuit a été agitée, et le malade parle avec une certaine exaltation. La réunion est évidemment manquée, et nous nous retrouvons devant les éventualités graves de la suppuration articulaire. Je dis quelques mots sur la possibilité d'une opération ultérieure ; mais le blessé, qui me comprend à demi-mot, rejette avec vivacité toute tentative de ce genre. A cette époque, la résection du genou eût été réellement indiquée ; mais je suis certain qu'elle eût été catégoriquement refusée. Comme l'inflammation était encore circonscrite aux alentours de la plaie, je crus pouvoir la conjurer encore en enlevant les points de suture, en débridant la plaie et en substituant à la glace les cataplasmes émollients. Je donnai issue de cette manière à des gaz et à du sang noirâtre sans mauvaise odeur. Au voisinage de la fracture, je trouve un caillot noir, consistant, non altéré, ce qui prouve qu'il n'y a pas encore de suppuration ; l'indolence du jarret, des parties latérales du genou, la possibilité même de soulever le membre sans provoquer de douleur, démontrent encore que l'arthrite n'est pas déclarée. J'attribue d'ailleurs l'agitation et une partie des troubles généraux à la constipation persistante et à une dose de morphine un peu forte que M. Beaumont a prise dans la nuit. En un mot, j'attends encore quelques résultats de l'expectation. Mes illusions ne furent pas de longue durée. — A dix heures du soir, les accidents locaux et généraux ont fait des progrès terribles ; la jambe et tout le genou sont rouges, tuméfiés, très-douloureux en certains points, surtout au côté externe de la jointure et sur la face interne du tibia. Le toucher y révèle une crépitation emphysémateuse ; délire continuel, face anémiée, pouls petit et fréquent, langue sèche, etc. — Dans le cours de la journée, l'inflammation avait marché grand train, et j'avais affaire à un phlegmon diffus commençant avec infiltration gazeuse. Je ne pouvais à cette heure avancée et sans aide pratiquer l'amputation de la cuisse. Je me contentai donc, avec l'aide des personnes de la famille, d'endormir le malade et de faire sur la jambe, sur les parties antérieure et latérale externe du genou des incisions larges et profondes qui donnèrent issue à une grande quantité de gaz et de sang altéré qui paraissait déjà mélangé d'une certaine proportion de pus. Les débridements et la perte de sang qui en fut la suite amenèrent un soulagement très-notable; le reste de la nuit fut meilleur, il y eut quelques heures de sommeil avec rèvasseries, mais sans délire violent. — Le samedi, je me trouvais, à onze heures du matin, avec mes confrères, MM. Lefeuvre et Dufour, qui, depuis l'accident, avaient conjointement avec moi assisté notre pauvre malade. Les incisions avaient très-avantageusement modifié l'état de la jambe; mais la lésion avait gagné la face externe de la cuisse, et l'infiltration remontait de ce côté, non loin du grand trochanter; la face antérieure et interne, au contraire, n'avait presque rien, et la tuméfaction dans ce sens, ne dépassait pas les limites de la synoviale. J'en conclus qu'il n'y avait pas d'infiltration dans la profondeur même du membre, qu'il y avait seulement propagation du phlegmon diffus et qu'il était encore indiqué d'appliquer là les grands débridements.

Nouvelle anesthésie : trois incisions sont pratiquées sur la face externe de la cuisse et confirment mes prévisions; du sang altéré et des gaz s'échappèrent en abondance de la couche sous-cutanée largement décollée; en cas d'impuissance des débridements, j'avais formellement proposé l'amputation de la cuisse. L'événement mit un terme à ces hésitations; la mort survint dans la nuit suivante.

Cette observation, publiée par M. le professeur Verneuil avec tous les détails possibles, montre parfaitement toutes les phases par lesquelles a passé cette lésion. Aussi la majeure partie de la description que nous avons faite précédemment a-t-elle été copiée sur l'histoire de M. le Dr Beaumont, chez lequel tous les accidents des plaies du genou sont survenus avec une rapidité étonnante.

OBSERVATION VIII (1).

Rupture de la rotule. — Plaie extérieure. — Hémorrhagie et épanchement de sang; inflammation; suppuration gangréneuse. — Mort du malade.

J.-B. Bertin, âgé de 26 ans, d'un tempérament sanguin, fort et robuste, fit une chute de cheval sur le genou droit, dans le courant du mois de novembre 1809. Sa douleur fut vive; il s'était fait au devant du genou une petite plaie, de laquelle sortit beaucoup de sang.

Le malade garda le lit, fut soigné convenablement et en état de reprendre ses exercices accoutumés au bout de quinze jours de sa blessure.

Trois mois après, le 24 février 1810, Bertin fit une nouvelle chute sur le genou en marchant sur un chemin très-uni; le membre se trouva fléchi dans toutes ses articulations. La douleur de cette chute fut extrêmement vive; la cicatrice de la première plaie se déchira, la rotule se rompit en travers, et un condyle du fémur fut mis à nu par la rupture de la capsule articulaire. Le malade se releva et continua sa route à pied pendant environ dix minutes. Arrivé chez lui, on le déshabilla, et un jet de sang considérable sortit par la plaie. Un chirurgien tamponna cette plaie, mais l'hémorrhagie reparut : un second appareil fut appliqué infructueusement. Un nouveau chirurgien appliqua un troisième appareil, et le sang cessa de couler.

Le genou se tuméfia et devint très-douloureux; l'engorgement se prolongea le long de la cuisse, avec douleur et symptômes d'une vive inflammation.

Ce fut dans cet état que le malade fut apporté à l'Hôtel-Dieu, le 1er mars 1810, septième jour de son accident.

Je trouvai une grande tuméfaction du genou et de la cuisse, dont la peau avait une teinte bleuâtre générale; la rotule fracturée en travers et le condyle interne du fémur à nu se sentaient à peine à travers l'engorgement des parties. La plaie des téguments contenait des caillots de sang, à travers lesquels s'échappait une grande quantité de pus sanguinolent, ichoreux et très-fétide.

Le pouls était plein, tendu et fréquent, le visage altéré; le ma-

(1) Cliniques de Pelletan, t. II, p. 155.

lade n'avait ni appétit ni sommeil. Une déchirure assez considérable de l'articulation du genou indiquait la nécessité de l'amputation; mais le gonflement de la cuisse et le mauvais état général du malade y étaient un obstacle insurmontable.

Il fallut se contenter d'appliquer des émollients autour du membre et d'administrer au malade des potions et boissons tempérantes.

Le gonflement fit des progrès, et les glandes inguinales en furent affectées; la pression de la cuisse faisait sortir une grande quantité de pus fétide, mêlé de caillots de sang avec dégagement de gaz. La présence de ces fluides aériformes dans le tissu cellulaire de la cuisse et de la jambe m'offrit plusieurs points de fluctuation apparente, mais illusoire. Je fis en vain plusieurs ponctions, dans l'espérance de rencontrer des foyers, desquels les matières s'écouleraient plus facilement : un foyer plus manifeste se montra vers le creux du jarret; mais le voisinage des vaisseaux fit que je n'osai point y porter le bistouri. Enfin tous mes soins assidus et les mieux combinés se réduisirent à combattre cette fâcheuse maladie jusqu'au quinzième jour de l'entrée du malade à l'Hôtel-Dieu. La fièvre, le dévoiement, une inappétence absolue, un amaigrissement rapide précédèrent un délire qui dura vingt-quatre heures, et le malade succomba le 16 mars 1810.

Autopsie. Excessive tuméfaction de la cuisse, du genou et de la jambe. Peau gangrenée dans toute la région de la blessure principale. Pus ichoreux en très-grande quantité dans les interstices des muscles, au creux poplité, et tout le long des vaisseaux cruraux jusqu'à l'aine; artère poplitée baignée; pus entre jumeaux et soléaire, où l'on rencontrait encore des caillots de sang.

Articulation ouverte; ne contenait du pus que par communication; cartilages bleuâtres. L'hémorrhagie venait des veines et des petites artères déchirées.

OBSERVATION IX (1).

Une domestique de 19 ans, petite, brune et d'une faible constitution, affectée depuis longtemps d'un catarrhe pulmonaire avec expectoration muqueuse très-abondante, tombe par accident d'un

(1) Dupuytren, Leçons orales de clinique chirurgicale, t. I, p. 307.

second étage sur un vitrage grillé qui s'enfonce sous elle. Arrivée sur le pavé de la cour, elle se fait une plaie au genou gauche et une autre très-légère à la tête. Elle se relève, mais sans pouvoir s'appuyer sur le membre blessé ; on la transporte sur un lit ; la plaie est réunie et pansée à sec. — Amenée plus tard à l'Hôtel-Dieu, l'appareil fut enlevé, et l'on vit alors que la plaie n'était pas réunie et que la rotule était fracturée verticalement en deux portions inégales. Les parties contuses étaient le siége d'une infiltration sanguinolente très-considérable ; la suppuration était abondante, et la malade éprouvait des douleurs très-aiguës dans toute l'étendue du membre.

L'état général était peu rassurant ; la langue était effilée, rouge aux bords et à sa pointe, enduite d'une exsudation blanche à sa partie moyenne et à sa base ; les idées peu nettes, la peau chaude et sèche, la soif vive ; il y avait anorexie complète, insomnie qui ne cédait qu'à des potions opiacées. Ventre indolent, pas de diarrhée, toux fréquente et forte, expuition abondante et seulement muqueuse. La malade succomba aux affections internes dont elle était atteinte.

Dans cette observation, on peut voir la plupart des accidents que nous avons signalés, mais en outre on y trouve un catarrhe pulmonaire qui a été une des causes déterminantes de la mort de la malade.

Dupuytren ne spécifie pas assez la nature de l'affection pulmonaire; il est probable qu'il s'agissait d'une tuberculisation pulmonaire, ce qui plaçait la malade dans de mauvaises conditions.

OBSERVATION X (1)

Cette observation, qui a pour titre : Rupture de la substance fibreuse inter-rotulienne d'une ancienne fracture, plaie pénétrante du genou ; amputation par M. Seutin, est empruntée par Malgaigne au Journal de médecine de Bruxelles.

Le nommé Gotz (Jean-Baptiste), âgé de 26 ans, d'une constitution forte, d'un tempéramment lymphatico-sanguin, est amené dans la soirée du 21 janvier 1844, à l'hôpital Saint-Pierre, pour

(1) Journal de chirurgie de Malgaigne, t. IV, p. 80 ; avril 1846.

une plaie du genou faite quelques heures auparavant dans une chute sur l'angle d'un trottoir.

A l'entrée de ce malade, l'interne de garde constate :

1° Une plaie transversale occupant la moitié antérieure et moyenne de l'articulation fémoro-tibiale gauche, et remplie par des caillots sanguins.

2° De la synovie qui lubréfie la peau environnante et qui s'écoule encore de la plaie au moindre mouvement de l'articulation.

3° Une solution de continuité transversale de la rotule, dont le fragment supérieur fait saillie sous la peau de la partie inférieure de la cuisse, où il est fortement retenu par des contractions musculaires énergiques, tandis que l'autre fragment, plus petit que le précédent, est distinct sous la lèvre inférieure de la plaie.

Après les soins préliminaires donnés à la plaie, neuf points de suture entrecoupée sont appliqués, et des bandelettes agglutinatives sont placées dans leurs intervalles; puis, pendant qu'un aide maintient la rotule abaissée au moyen de compresses graduées, et pardessus un pansement simple couvrant la plaie,. il applique le bandage amidonné, comme pour la fracture de la cuisse, et place le membre sur un plan incliné ascendant.

Le lendemain, ce malade dit que sept mois auparavant il s'était fracturé la rotule gauche dans une chute sur le pavé, et qu'il était resté en traitement trois à quatre mois à l'hôpital Saint-Jean. A sa sortie, il ne pouvait marcher sans le secours de deux béquilles, et il traînait la jambe. Cet état durait depuis quelque temps, lorsque, dans un accès de frayeur causé par un chien qui voulait le mordre, et, se trouvant debout, il porta vivement la jambe en avant; aussitôt il ressentit une forte douleur dans le genou, qui fut suivie, le lendemain, d'un gonflement assez considérable. Transporté de nouveau à l'hôpital Saint-Jean, il y resta cinq semaines. Il n'en était sorti que depuis trois à quatre semaines, quand une nouvelle chute l'amena dans notre service.

D'après ces renseignements et ceux de l'interne, on avait évidemment affaire à une plaie pénétrante de l'articulation, avec rupture de la substance fibreuse intermédiaire aux fragments de l'ancienne fracture de la rotule.

Le bandage, suffisamment desséché, on en fait la section jusqu'au dessus du genou. A ce point. une petite section transversale est faite de chaque côté, pour permettre d'écarter les valves du bandage, sans craindre le déplacement de la rotule.

L'articulation est légèrement tuméfiée, mais peu douloureuse encore à la pression. On enlève la plupart des bandelettes agglutinatives; on applique sur la plaie un pansement simple, et l'on rapproche les valves du bandage au moyen de quelques tours de bandes. — Prescription : saignée de 12 onces, émétique en lavage et diète absolue.

Les 22 et 23 janvier, augmentation de la douleur et du gonflement de l'articulation; réaction générale se prononçant de plus en plus. — Nouvelle saignée, continuation de l'émétique; application autour de l'articulation de vessies remplies de glace pilée.

Les 24 et 25, les symptômes inflammatoires qui ont pris le caractère du phlegmon le plus violent, laissent peu d'espoir de conjurer la suppuration de l'articulation. Quelques points de suture sont enlevés à la partie la plus déclive de la plaie; mais il y a déjà adhésion entre ses lèvres. On crée au bandage des valves au niveau du genou, afin de pouvoir l'explorer sans faire éprouver au membre des mouvements qui sont devenus extrêmement douloureux. — L'émétique et la glace sont continués.

Le 1er février. Ouverture d'un abcès au côté interne de l'articulation, d'où il sort un liquide séro-purulent assez abondant. — Traitement : pansements simples et journaliers, diète, tisane.

Le 7 février. Fièvre toujours forte. Douleurs moindres, suppuration abondante, fluctuation au côté externe du genou, application d'un fragment de potasse caustique.

Le 10. Les douleurs et la fièvre ont notablement diminué; suppuration abondante. Le malade réclame de la nourriture; on accorde le bouillon.

Le 12, application d'un nouveau bandage, avec attelle postérieure en ferblanc. La suppuration exige deux pansements par jour. Pouls toujours fréquent, peau chaude. Douleurs seulement dans les mouvements imprimés au membre.

Jusqu'au 20 février, régime léger. Trois pansements par jour; aucun clapier purulent. A cette époque, le malade a un redoublement de la fièvre; de la gène dans la respiration, et un point douloureux au côté droit de la poitrine; facies coloré, peau brûlante, pouls, 110. Toux rare et pénible, expectoration sanguinolente, pression au-dessous du sein droit très-douloureuse.— Diagnostic :

pleuro-pneumonie. — Traitement : Saignée de 10 onces, émétique à dose contro-stimulante.

Continuation de l'émétique les jours suivants, jusqu'au 24. Disparition des symptômes de cette complication.

2 mars. Le malade est plus abattu : il accuse des frissons erratiques depuis quelques jours. Suppuration toujours aussi abondante et de même nature. Nourriture plus substantielle, rendue peu à peu tonique. Potion à l'extrait de quinquina.

Le 22. Ouverture d'un abcès au creux poplité. Les frissons erratiques n'ont plus reparu. Continuation du régime tonique.

1er avril. L'odeur de la suppuration oblige à employer les pansements chlorurés.

Le 11. L'état de l'articulation, les dégâts causés dans les parties environnantes, par la suppuration tendant plutôt à augmenter qu'à diminuer, laissent peu d'espoir de conserver le membre. Cependant la réaction générale, l'inflammation dans les parties, décident à attendre. L'appétit est conservé et les fonctions s'exécutent bien.

Dans la nuit du 20 au 21 mai, une hémorrhagie assez forte se déclare par les ouvertures fistuleuses.

L'hémorrhagie est en grande partie arrêtée par le tourniquet. Le lendemain on constate que l'hémorrhagie provient de l'articulaire supérieure interne, et l'amputation est pratiquée à la réunion du tiers inférieur avec le tiers moyen de la cuisse. Le malade a guéri.

OBSERVATION XI (1).

Observation de fracture comminutive de la cuisse droite, de la rotule et de la mâchoire inférieure déterminée par une chute d'un premier étage et suivie de mort, par M. Hénot, chirurgien aide-major à l'hôpital militaire d'instruction de Metz.

T...., maréchal-des-logis au 4e régiment d'artillerie légère, âgé de 25 ans, doué d'une constitution robuste, étant dans un état de somnambulisme, tomba d'une croisée du premier étage sur des pavés petits et inégaux. Ce militaire fut apporté de suite à l'hôpital où l'on reconnut :

(1) Recueil de mémoires de médecine, de chirurgie et de pharmacie militaires, vol. XVI, p. 164 ; 1825.

1° Une fracture comminutive de la rotule droite, avec plaie contuse aux téguments ;

2° Une fracture également comminutive du fémur droit, avec issue du fragment supérieur à travers les parties molles, déchirées et contuses;

3° Une autre fracture de même nature au côté gauche de la mâchoire inférieure, et enfin contusions multipliées sur diverses parties du corps. Peu d'ébranlement au cerveau ; débridement de la plaie de la cuisse, réduction de la fracture, application du bandage de Desault, sans opérer toutefois d'extension permanente; accidents inflammatoires, suppuration, pansements journaliers; formation de fusées purulentes le long du membre. État en apparence satisfaisant du blessé, qui maigrit cependant bientôt avec rapidité. Hémorrhagie par la plaie de la cuisse, dont il est impossible de se rendre maître. Mort le vingt-deuxième jour depuis l'accident.

A l'autopsie, on trouve une désorganisation profonde de la cuisse; des caillots de sang et un pus ichoreux s'écoulaient par la plaie pendant les mouvements qu'on imprimait au membre. Vastes foyers purulents dans les interstices musculaires et sous la peau, depuis le grand trochanter jusqu'au-dessous du genou. Toutes les parties molles étaient friables, transformées en une matière noirâtre, putride, et devenues méconnaissables par les progrès de l'inflammation dont elles avaient été le siége. De larges communications existaient entre les fractures du fémur et de la rotule. L'articulation fémoro-tibiale contenait une grande quantité de pus; ses surfaces articulaires étaient brunâtres et ramollies. La rotule était brisée en plusieurs fragments, etc.

OBSERVATION XII (1)

Un homme entra à l'hôpital Saint-Thomas, dans le service de M. Birch, pour une fracture de la rotule, compliquée d'une petite plaie pénétrante. Des fomentations et des cataplasmes furent appliqués sur le genou ; il survint de l'inflammation et de la suppuration et le malade mourut en peu de jours avec les symptômes généraux les plus intenses.

(1) Œuvres d'Astley Cooper. Observat. 152, p. 166.

Ce fait, quoique très-incomplet, nous a paru cependant digne d'être cité, car il donne à supposer, d'après le résultat, toutes les phases terribles par lesquelles a dû passer le malade de M. Birch.

Telles sont les observations trouvées éparses çà et là, et venant à l'appui de ce que nous avons dit plus haut.

De même que, dans toutes sortes de blessures, on peut voir survenir des accidents tétaniques; de même ces accidents sont possibles à la suite de lésions semblables à celles qui nous occupent. Les faits publiés n'en relatant aucun exemple, nous ne faisons que signaler cette complication comme pouvant arriver et déterminer la mort du sujet.

Telle est la marche, telle peut être l'issue de l'arthrite traumatique et des accidents qui lui succèdent. Cependant les choses ne prennent pas toujours une tournure aussi fâcheuse, et on voit la blessure entrer dans sa troisième période ou période de terminaison.

III

Troisième période, ou période de terminaison.

Avant d'entrer dans la description de cette troisième période, disons de suite, que la mort n'est pas toujours le résultat de pareils désordres. Quelquefois tout s'amende et après de longues suppurations et la disparition progressive de tous les accidents, on voit survenir une terminaison heureuse.

Les observations suivantes en sont des exemples :

OBSERVATION XIII (1)

Un ouvrier, sortant précipitamment de l'atelier où il travaillait, tomba dans la rue et se fit une fracture compliquée de la rotule,

(1) Œuvres chirurgicales d'Astley Cooper. Observat. 153, p. 166.

On tenta la conservation du membre. La suppuration s'établit et devint excessive. Les symptômes généraux devinrent tellement graves, que sir Astley Cooper conservait peu d'espérance de sauver le malade; cependant son état s'améliorant il lui conseilla d'aller à la campagne. Astley Cooper ajoute : j'ai appris depuis qu'il s'est rétabli peu à peu avec une ankylose de cette articulation.

Dans cette observation Astley Cooper ne donne ni l'âge du malade, ni le genre de complication de la fracture. Il est évident qu'il s'agit ici d'une fracture de la rotule avec ouverture de l'articulation tibio-fémorale. Les accidents consécutifs et la terminaison de la fracture viennent à l'appui de ce que nous avançons.

OBSERVATION XIV (1)

Observation d'un coup de feu à travers l'articulation fémoro-tibiale, recueillie par M. Alquié, chirurgien-major aux ambulances de l'armée d'Espagne. 4e corps.

Jean A..., âgé de 25 ans, d'une constitution assez grêle, soldat au 1er bataillon des chasseurs de Barcelonne, reçut à l'affaire du 15 septembre un coup de feu qui traversa le genou. La balle, entrée à la face antérieure de cette articulation, était sortie à son côté externe, après avoir enlevé un petit fragment du bord supérieur de la rotule, luxé cet os en dehors, et brisé la portion externe du condyle du fémur.

Le blessé est transporté à l'hôpital du Perthus, et en quatre jours il se trouve dans l'état le plus déplorable. Le genou, la jambe et la cuisse, avaient acquis un volume prodigieux; aux symptômes inflammatoires locaux dont l'intensité était extrême se joignaient une fièvre brûlante, une soif continuelle et la plus grande agitation. Cet infortuné poussait des cris perçants, et la partie ne pouvait supporter le moindre contact; le plus léger mouvement imprimé au membre causait d'intolérables douleurs.

On débride la plaie aussi largement que possible, et on extrait plusieurs esquilles; application plusieurs fois répétée d'un grand

(1) Recueil de mémoires de médecine et de chirurgie militaires, 1825, t. XVI, page 6.

nombre de sangsues, pansement méthodique, continuation de saignées capillaires en moindre abondance; guérison parfaite en quarante-cinq jours. Huit pièces d'os, de grandeur variable, ont été successivement retirées ; la rotule a presque entièrement repris sa place, les plaies sont cicatrisées ; le membre est il est vrai, un peu amaigri ; mais les mouvements du genou, encore bornés, s'agrandissent chaque jour, et le malade commence à s'appuyer sur sa jambe.

Le début de cette période de terminaison ne peut être assigné aussi exactement que nous l'avons fait pour la période de réaction. Ce commencement de la troisième période est marqué par le retour de la vitalité des fonctions physiologiques et organiques. En effet, on voit la quantité de pus diminuer graduellement, les accidents se dissiper peu à peu, la douleur s'apaiser, la fièvre cesser, l'appétit renaître ; des bourgeons charnus vermeils remplacent les fongosités ; les esquilles, s'il en existe, sont expulsées, et le malade guérit.

Ce mode de guérison n'est pas le même pour tous les blessés. On peut poser en thèse générale que l'ankylose du membre est le mode de guérison le plus fréquemment obtenu ; c'est du reste celui qui rend le plus de services aux blessés ; il est de beaucoup supérieur à la résection du genou et à plus forte raison à l'amputation.

A côté de cela il faut placer l'ankylose avec atrophie du membre. Ce genre de terminaison s'observe surtout à la suite de fractures de la rotule compliquées d'ouverture de l'articulation tibio-fémorale, produites par projectiles de guerre.

Le blessé peut encore guérir en ayant une simple roideur de l'articulation, qui peut céder plus tard à un traitement bien dirigé ; enfin, en recouvrant les mouvements, ce qui malheureusement est très-rare.

On peut dans certains cas observer des plaies fistuleuses. Nous ne citerons pas ici de malades guéris par ankylose ; il suffira de jeter un coup d'œil dans notre thèse pour s'assurer que ce mode de terminaison est, parmi les blessés auxquels on a conservé le membre, le plus fréquent que l'on puisse rencontrer.

Suit une observation de fracture de la rotule avec ouverture de l'articulation tibio-fémorale guérie par ankylose avec flexion du membre.

OBSERVATION XV (1)

Plaie pénétrante du genou avec fracture verticale de la rotule,
par le Dr Bleynie père.

Gayou, 45 ans, frappé au genou droit par un bloc de pierre lancé par l'explosion d'une mine.

Longue plaie béante à la partie antérieure du genou partant de 2 centimètres au-dessus du genou, pour s'arrêter à 2 centimètres au-dessous, dans une direction à peu près verticale, laissant apercevoir dans son fond les deux condyles du fémur. Rotule divisée en deux fragments compris chacun dans l'une des lèvres de la plaie.

L'état de l'articulation qui ne paraît pas désorganisée, engage à conserver le membre. Immobilisation. Irrigations d'eau froide pendant les vingt-cinq premiers jours, remplacées par des cataplasmes. Opium, etc. La suppuration s'est bien établie, et après l'ouverture d'un phlegmon du creux proplité, plusieurs tentatives de phlegmon de la jambe, la cicatrisation s'est opérée au bout de cinq mois. Les deux fragments de la rotule étaient déjetés l'un en dedans, l'autre en dehors. Le genou est solidement ankylosé dans une légère flexion de la jambe faisant perdre au membre trois centimètres de longueur, avec un faible degré de subluxation latérale qui a porté le tibia un peu en dehors.

La jambe était resté fléchie et la marche était pénible. Les mouvements, suivant M. Bleynie, étaient plus empêchés qu'ils ne l'eussent été avec une jambe de bois. L'auteur aurait donc de la tendance, malgré son succès, à préférer l'amputation.

(1) Revue médicale de Limoges, 15 septembre 1867.

Si la jambe avait été fortement étendue sur la cuisse dès le début de l'accident, et si elle avait été ainsi maintenue pendant tout le traitement, il est probable que le malade se servirait plus commodément de son membre, et que M. Bleynie n'aurait pas à regretter de n'avoir pas fait une opération.

Comme modes de guérison obtenue, pendant la guerre de Crimée, de fractures de la rotule avec ouverture de l'articulation fémoro-tibiale, nous citerons les noms et le diagnostic des blessés pensionnés, tirés de la statistique de Chenu :

Baüer (Philippe), né le 25 octobre 1830 à Brumath (Bas-Rhin), soldat au 7e de ligne. Coup de feu ayant traversé le genou gauche le 20 septembre 1854 (Alma). Sortie de la balle au-dessus du condyle interne.

Entré le 24 septembre à l'hôpital de Canlidgé. Evacué le 7 novembre. Ankylose incomplète de l'articulation du genou gauche, avec rétraction du membre produite par les cicatrices profondes et adhérentes.

Bonef (Joseph-Eugène), né le 29 octobre 1835 à Paris, soldat au 39e de ligne. Plaie contuse au genou droit, lésion de la rotule ; éclat d'obus le 16 août 1855. Entré le 4 septembre à l'hôpital de Varna. Flexion permanente de la jambe droite sur la cuisse. Ankylose de l'articulation fémoro-tibiale. Atrophie incomplète de tout le membre.

Cabussat (Joseph-Augustin), né le 4 juin 1826 à Saint-Pierre-de-Bressieux (Isère), soldat au 2e voltigeurs de la garde. Fracture sus-condylienne du fémur et de la rotule ; éclat de bombe le 11 août 1855. Entré le 19 février 1856 à l'hôpital de Dolma-Bagtché. Evacué le 29 avril sur l'hôpital des Eaux-Douces. Ankylose incomplète de l'articulation fémoro-tibiale droite avec extension permanente. — Raccourcissement de 7 centimètres.

Demenghem (Alphonse-Joseph), né le 11 avril 1830 à Wizernes (Pas-de-Calais), soldat au 49e de ligne. Coup de feu au genou gauche; fracture comminutive de la rotule le 8 septembre 1855. Entré le 16 septembre à l'hôpital du terrain de manœuvres. Evacué le 5 février 1856. Consolidation vicieuse et incomplète. Il existe à la partie externe de la jambe une vaste cicatrice adhérente avec perte de substance, et dont le centre est profondément ulcéré. L'atrophie du membre, qui ne peut se fléchir, est complète.

Fondimare (Pierre-Armand), né le 8 novembre 1831 à Fontaine-les-Mallet (Seine-Inférieure), soldat au 14e de ligne. Coup de feu au genou gauche, lésion de la rotule le 24 mai 1855. Cicatrice adhérente au genou gauche avec perte de la rotule. Extension permanente.

Martin (Antoine-Martin), né le 23 août 1827 à Millac (Vienne), soldat au 18e de ligne. Fracture de la rotule avec plaie déchirée; éclat de bombe le 10 juin 1855. Ankylose complète du genou droit avec plaie fistuleuse à la partie externe de la rotule.

Valier (Antoine), né le 14 septembre 1825 à Saint-Priest-les-Fougères (Dordogne), soldat au 61e de ligne. Fracture du genou droit; coup de feu le 24 juillet 1855. Extraction immédiate de la balle à la partie interne de la cuisse. Entré le 30 juillet à l'hôpital de Dolma-Batgché. Evacué le 30 août. Ankylose incomplète de l'articulation fémoro-tibiale droite. La balle pénètre de bas en haut, brise la partie externe de la rotule et vient sortir à 20 centimètres au-dessus de l'articulation, au côté externe de la cuisse, où se trouve une large cicatrice adhérente. Le genou est volumineux, la jambe est fléchie sur la cuisse. Le pied ne touche le sol que par sa pointe. La marche ne peut s'effectuer sans le secours d'un support.

Nous n'avons pas cité tous les faits qui pouvaient se trouver dans la statistique de Chenu, car la plupart ont des détails insuffisants au point de vue du diagnostic Aussi avons-nous préféré nous abstenir plutôt que de donner des cas incertains. On pourra trouver plus loin dans notre travail des sujets chez lesquels, à la suite de semblables lésions, il y a eu des mouvements conservés dans l'articulation.

Observation XIV, on trouvera un jeune homme de 25 ans qui, à la suite d'un coup de feu, guérit ayant des mouvements articulaires bornés, mais s'agrandissant peu à peu.

Observation Ire. Homme de 33 ans qui, à la suite d'une chute de voiture sur le bord d'un trottoir, se fractura communitivement la rotule. Il recouvra les mouvements du genou avec autant d'étendue qu'ils en avaient avant l'accident; seulement, pendant la flexion, la rotule, au lieu de se loger entre les condyles du fémur, se portait vers le condyle interne, mais sans le moindre préjudice pour les fonctions du membre.

Observation XXVI. Jeune homme de 15 ans, fort et vigoureux, reçoit une balle dans le genou. Fracture de la rotule avec ouverture de l'articulation. Les fragments de la rotule continuellement baignés par la suppuration et menaçant de se détacher sont enlevés. Guérison avec conservation de tous les mouvements. Le malade sautait facilement sur un cheval à poil; il s'engagea dans un régiment de hussards et plus tard il servit comme simple douanier à pied.

Observation XVIII, on trouvera une fracture compliquée de la rotule droite, à la suite d'un coup de pied de cheval, chez un dragon de 23 ans. Cet homme guérit le 40e jour sans ankylose.

Observation XVI, due à M. le professeur Verneuil. Homme de 48 ans qui fait une chute sur un sol rocailleux. Fracture compliquée de la rotule. Guérison par un cal fibreux. Plus tard, rupture du cal fibreux. Guérison. Aujourd'hui, plusieurs années après ce double accident, le malade marche si bien qu'il est impossible de savoir, en le voyant marcher, s'il a eu une fracture quelconque.

Observation XXV. Coup de fusil de chasse tiré presque à bout portant. Rotule presque entièrement enlevée. Quatre mois et demi après, le malade faisait six milles à cheval. Plus tard il marchait et courait sans aucun appareil.

Tels sont les principaux modes de terminaison des fractures de la rotule compliquée d'ouverture de l'articulation tibio-fémorale, avec ou sans lésions des condyles du fémur. On ne peut, à ces genres de lésions, assigner un temps plus ou moins limité. La durée avant la guérison parfaite est variable et dépend de la constitution médicale de l'individu, qui quelquefois apporte un retard à une terminaison heureuse. Sur les 28 observations que nous avons pu recueillir, nous trouvons que la guérison la plus rapide s'est opérée en quarante jours, tandis que la plus longue a mis sept mois avant le rétablissement complet du blessé.

Nous abordons maintenant la partie la plus intéressante du sujet qui nous occupe, c'est l'histoire des fractures compliquées de la rotule, par traumatisme simple.

CHAPITRE II.

DES FRACTURES COMPLIQUÉES DE LA ROTULE PAR TRAUMATISME SIMPLE.

Sous le nom de fractures de la rotule compliquées d'ouverture de l'articulation tibio-fémorale par traumatisme simple, nous entendons toutes les lésions de ce genre produites par des corps vulnérants autres que des armes à feu.

Cette distinction nous a paru très-importante à faire, comme on le verra plus tard, tant au point de vue du pronostic qu'au point de vue du traitement.

ÉTIOLOGIE.

Le traumatisme est la cause unique des fractures de la rotule compliquées d'ouverture du genou. On conçoit en effet qu'il se produira une fracture compliquée de la rotule quand un corps quelconque viendra heurter très-violemment la face antérieure de la rotule, de manière à en surmonter la résistance. Cette fracture ne se produira que si la rotule est fortement fixée contre la trochlée fémorale, ou que si le corps vulnérant est doué d'une force telle que l'os, par des déplacements latéraux, ne puisse se soustraire à cette violence. La rotule et les téguments se trouvent par conséquent comprimés entre un plan fixe, les condyles du fémur, et un autre plan, le corps vulnérant, qui les comprime en vertu d'une vitesse acquise. L'inverse peut s'observer, quand la lésion est produite par une chute d'un lieu plus ou moins élevé.

Dans les cas de cal fibreux à la suite d'une ancienne fracture simple de la rotule, s'il y a adhérence de la peau à la partie antérieure du cal fibreux, lorsque par malheur il survient une fracture du cal, la peau ne pouvant fuir devant la violence extérieure à cause de son adhérence, elle se déchire et l'articulation se trouve ouverte.

Nous avons cité précédemment un exemple de ce que nous avançons (1). Il s'agit d'un homme qui s'était fait une fracture de la rotule guérie par un cal fibreux ; plus tard il s'était rompu ce cal fibreux dont il avait guéri, et enfin, ayant fait une chute sur le bord d'un trottoir, le cal rotulien s'était rompu de nouveau et le malade s'était ouvert largement le genou.

Parmi les observations de fractures compliquées de la rotule que nous avons pu recueillir, on peut voir que les unes sont produites par des instruments tranchants, les autres par des instruments contondants : coup de hache, coup de sabre, chute sur un vase de nuit, coup de pied de cheval, chute sur le bord d'un trottoir, chute de voiture, le genou venant frapper contre la roue ; chute d'un lieu élevé, sur le bord d'un tonneau, chute sur des pavés pointus, chute sur un rocher, chute sur un vitrage grillé, explosion de mine.

Telles sont les causes productrices que nous avons pu recueillir dans nos observations.

VARIÉTÉS DES FRACTURES.

Comme variétés de fractures compliquées de la rotule, nous ne parlerons pas des différentes formes que peut avoir la plaie, nous dirons seulement en parlant dela rotule que celle-ci peut présenter tantôt une fracture simple transversale, tantôt une fracture simple oblique ou verticale, d'autres fois une fracture verticale, oblique et horizontale à la fois, d'autres fois enfin ces différentes variétés de fractures réunies pour former une fracture comminutive.

Il peut arriver que, outre la fracture de la rotule avec ou-

(1) Voir observation 10.

verture du genou, il y ait fracture simple ou comminutive des condyles fémoraux. Ces genres de lésions s'observent surtout dans les fractures produites par des armes à feu.

Inutile de dire que ces blessures peuvent être compliquées de la présence de corps étrangers dans l'intérieur de l'articulation.

DIAGNOSTIC.

Les éléments du diagnostic seront fournis par les signes dont nous avons déjà parlé, et dont nous allons donner de nouveau un court résumé.

Toutes les fois qu'il y a fracture de la rotule compliquée d'ouverture de l'articulation tibio-fémorale, on voit une plaie au niveau du genou par laquelle s'écoule de la synovie. La fracture de la rotule se reconnaîtra facilément à l'écartement des fragments, ou, s'ils n'existaient pas, à la crépitation que l'on produirait en faisant mouvoir les deux fragments en sens inverse.

Si les phénomènes de réaction se sont déjà produits; en pressant l'articulation, en faisant décrire quelques légers mouvements au membre blessé, on fera sourdre par la plaie une quantité plus ou moins grande de liquide séro-purulent, roussâtre et visqueux. Ajoutons à cela le gonflement du genou.

Dans les cas où l'articulation sera largement ouverte le diagnostic sera facile à poser; on pourra voir les deux fragments de la rotule, les surfaces articulaires du fémur et du tibia, les fibro-cartilages inter-articulaires, les ligaments croisés, et même il sera facile de constater la présence de corps étrangers cachés dans les replis synoviaux ou implantés dans les os.

Le malade que nous avons observé en 1867 pendant notre internat à l'hôpital de la Pitié, et dont l'observation est relatée plus loin (1), est un exemple de ce que nous venons de dire. Là ne se borne pas le diagnostic; il faut s'assurer s'il n'y a pas de complications du côté des condyles du fémur ou du tibia.

Nous n'engageons pas le chirurgien à faire usage de stylets ou de sondes cannelées; loin de là, nous blâmons complétement, dans des cas semblables, l'emploi de ces instruments comme moyens explorateurs. Cependant, si la plaie était largement ouverte, comme celle de notre malade de la Pitié, on pourrait explorer avec le doigt, comme l'a fait M. S. Duplay, pour s'assurer de l'intégrité des surfaces articulaires.

Si l'articulation n'était pas aussi largement ouverte ; à l'aide d'un examen attentif et en faisant mouvoir en sens opposé les surfaces articulaires, ce mode d'exploration suffira le plus souvent pour faire percevoir une crépitation due à une fracture quelconque autre que celle de la rotule.

Il reste à parler du diagnostic d'une autre série de lésions : ce sont celles des vaisseaux et des nerfs, qui se produisent surtout dans les cas de fractures compliquées de la rotule par armes à feu. Dans les cas de traumatisme simple que nous avons eus sous les yeux, nous n'avons pu trouver aucune lésion de ce genre.

PRONOSTIC.

La question du pronostic est des plus importantes et des plus intéressantes à vider. En effet, dans une fracture de la rotule compliquée d'ouverture de l'articulation tibio-fémorale, le chirurgien se trouve en présence :

1° D'une fracture de la rotule ;

2° De l'ouverture du genou. — C'est surtout de cette dernière question dont nous nous occuperons dans le pronostic, la fracture de la rotule ne venant que comme accessoire. De tout

(1) Observation 21.

temps la question des plaies pénétrantes des articulations, et surtout des plaies pénétrantes du genou, a préoccupé les chirurgiens. D'une manière générale, ces lésions sont fort graves ; toutefois on ne doit se prononcer sur la terminaison probable de la maladie qu'avec la plus grande circonspection.

On a vu en effet des lésions de ce genre qui semblaient devoir faire périr les malades, se terminer heureusement, tandis que d'autres, dont on soupçonnait à peine le danger, avoir une terminaison funeste.

Les différences qui existent entre la gravité de ces lésions dépendent du tempérament, de la constitution, des idiosyncrasies des individus et des milieux ambiants. Personne, en effet, ne contestera qu'une plaie soignée à la campagne guérira beaucoup plus vite qu'une même plaie soignée chez un individu de même constitution et par les mêmes moyens au milieu d'un foyer d'infection tel qu'une salle d'hôpital; elles dépendent également de la période à laquelle elles sont parvenues ; aussi est-il de la plus haute importance d'examiner le pronostic successivement :

1° Dans les fractures de la rotule compliquées d'ouverture de l'articulation tibio-fémorale, sans inflammation ;

2° Dans les fractures de la rotule compliquées d'ouverture de l'articulation tibio-fémorale avec lésion des condyles fémoraux ;

3° et 4° Dans ces mêmes genres de lésions déjà compliquées d'arthrite.

Boyer, dans son *Traité des maladies chirurgicales*, dit que le pronostic d'une plaie d'articulation par instrument tranchant n'est pas en général fâcheux si la réunion immédiate a été faite dès le principe, si les surfaces articulaires n'ont pas été exposées très-longtemps au contact de l'air et s'il ne s'est pas épanché de sang dans l'articulation. Hormis ces cas, la blessure peut guérir aussi facilement et aussi promptement que si l'articulation n'était pas ouverte.

A l'appui de cette assertion de Boyer, on pourra trouver plus loin (1) l'histoire d'un enfant de 6 ans, délicat, qui, en jouant sur son lit, glissa et tomba sur le bord d'un vase de nuit : il se fit une plaie au genou avec fracture de la rotule. La réunion immédiate fut faite, et, quatre mois après l'accident, l'enfant marcha sans béquilles.

On pourra encore trouver plus loin (2) un fait qui se rattache à ce que nous venons d'énoncer. Il s'agit d'un dragon de 23 ans, de bonne constitution, qui, à la suite d'un coup de pied de cheval, eut une fracture compliquée de la rotule. L'articulation était mise à nu et ouverte. La réunion est opérée, et le malade marche à l'aide de béquilles vingt jours après l'accident; il était parfaitement guéri le quarantième jour, sans ankylose.

Malgré ces deux cas de guérison venant à l'appui de ce que dit Boyer, on doit toujours porter un pronostic très-réservé, car deux cas semblables sont plutôt des exceptions que des règles.

Dans les fractures de la rotule compliquées d'ouverture de l'articulation tibio-fémorale avec lésion des condyles fémoraux, le pronostic est des plus graves, car d'un jour à l'autre on doit s'attendre aux accidents les plus redoutables. Du reste dès le début, un fait qui aggrave le pronostic, c'est l'hémorrhagie qui quelquefois est rebelle. On en trouvera un exemple dans l'observation V.

Dans les fractures de la rotule avec ouverture de l'articulation tibio-fémorale déjà compliquées d'arthrite, le pronostic devient beaucoup plus grave, car il est extrêmement rare qu'une arthrite traumatique ne vienne pas à suppurer.

(1) Observation 19.
(2) Observation 18.

J. Bell (1) dit que l'ouverture d'une articulation qui vient à suppurer est essentiellement mortelle. Le Dran soutient que la perte du membre est infaillible. Velpeau (2) dit que, quand une articulation un peu étendue tombe à la suite de plaie en pleine suppuration, la mort en est le résultat presque inévitable si le membre n'est pas ou ne peut pas être immédiatement sacrifié. Percy (3), Rabasse (4), Bagieu et une foule d'autres soutiennent au contraire qu'on peut en guérir un grand nombre de fois sans mutiler le membre.

Si ces genres de lésions sont exposées à l'arthrite traumatique à cause du facile accès de l'air; par compensation l'inflammation qui s'y développe a moins de gravité que dans un cas de blessure du genou par instrument piquant. Le danger résulte du séjour prolongé au sein des parties vivantes des principes septiques, produits de la décomposition des matières épanchées. Il devient alors évident que, plus le genou sera largement ouvert, plus les liquides, les gaz et les matières putrides trouveront un facile écoulement au dehors, moins par conséquent la lésion présentera de gravité; plus au contraire l'ouverture du genou sera étroite, tortueuse, allongée, plus les matières auront de peine à sortir, plus les accidents de l'infection putride seront à redouter, et plus la plaie sera grave; telle est, du reste, l'opinion de Blandin, celle de plusieurs auteurs, celle de M. Duplay et la nôtre.

L'épanchement de sang qui fournit des matériaux à la décomposition et à l'infection putride sera en cas d'arthrite une complication fâcheuse. Il en sera de même de la solution de continuité des condyles du fémur; cette solution de continuité soit simple, soit multiple, livre cet os à l'action funeste des matières délétères au milieu desquelles il plonge et macère, et expose par conséquent ses extrémités à la carie ou à la né-

(1) Traité des plaies, p. 490; Paris, 1825. — (2) Dictionn. en 30 vol. Plaies des articulations. — (3) Manuel du chir. d'armée. — (4) Thèse de Paris, 1811, n° 84.

crose. D'un autre côté ces solutions de continuité sont de nouvelles voies d'absorption par lesquelles les éléments septiques peuvent s'introduire dans l'économie.

Le pronostic de ce dernier genre de lésion, fracture de la rotule avec ouverture de genou compliquée de fracture des condyles du fémur et d'arthrite, sera des plus graves et nécessitera le plus souvent la résection ou l'amputation du membre dont nous parlerons plus loin en terminant notre travail.

TRAITEMENT.

S'il est une question controversée en chirurgie, c'est âssurément celle qui a trait au traitement des plaies pénétrantes du genou.

Elle est fort difficile à résoudre ; cependant, en nous appuyant sur les opinions de nos maîtres et sur celles de ceux qui ont écrit sur ce sujet, nous tâcherons autant que nous le pourrons de fournir quelques conclusions sur cette question importante.

Autrefois toute blessure du genou était regardée comme une indication à l'amputation. Ainsi Hennen (1) recommandait de toujours pratiquer l'amputation immédiate à la suite d'une plaie articulaire.

John Bell adoptait la même manière de faire de Hennen.

Ambroise Paré regardait bien les plaies des articulations comme fort dangereuses ; mais nulle part il ne conseille l'amputation. Voici, du reste, comment il s'exprime à ce sujet : « Icelles sont graves à cause des aponévroses et des tendons membraneux qui les lient et auxquelles s'insèrent des nerfs et partant ont grand sentiment. »

En 1754, Boucher de Lille publiait un mémoire, dans lequel il signalait la légèreté avec laquelle on pratiquait une ampu-

(1) Principles of military Surgery.

tation, et il montrait combien, dans les cas douteux, étaient immenses les ressources de la nature, aidées par un traitement convenable. Dans un second mémoire, il montrait les avantages de l'amputation sur l'expectation lorsque l'état de la blessure ne permettait pas de conserver le membre.

Ces deux mémoires, publiés à peu de distance l'un de l'autre, firent sensation à l'Académie de chirurgie; aussi, la même année crut-elle devoir mettre cette question au concours, et elle couronna le mémoire de Faure qui s'était déclaré partisan de l'expectation.

Plus tard, on trouve encore grand nombre d'auteurs se déclarer partisans de l'amputation. Pourtant l'observation des individus qui n'ont pas voulu se résigner à l'amputation et qui ont guéri, aurait dû montrer que ce n'est pas sans raison que l'on a droit de compter sur les forces de l'organisme. Que de blessés ont été vus qui, paraissant voués à une mort certaine, ont fini par guérir malgré les prévisions contraires !

Si, dans ces cas, la nature fait les frais de la guérison, que ne devra-t-on pas en attendre lorsqu'elle sera secondée par des moyens thérapeutiques que la raison et la théorie avouent et que l'expérience confirme !

Du reste, l'illustre Dupuytren dans ses leçons orales sur les plaies des articulations, s'élevait contre l'application des amputations si hâtivement pratiquées.

Quelle devra donc être alors la conduite du chirurgien ? Un grand nombre veulent qu'on s'oppose à l'accès de l'air dans l'articulation et qu'on empêche même l'impression de ce fluide sur la partie superficielle de la plaie.

Voici du reste sur ce sujet comment s'expriment les auteurs du *Compendium*. Les moyens propres à atteindre ce but sont de deux ordres :

1° Fermer la plaie.

2° Imposer à l'articulation blessée l'immobilité la plus absolue, dans une position convenable. Avant de réunir la plaie, il faut commencer par la nettoyer avec soin, et, la débarrasser en la lavant à l'ean tiède, des caillots, de la boue, du sable ou de toute autre saleté arrêtée à sa surface; après quoi, on absterge le sang et on essuie avec un linge bien sec. Cela fait, on rapproche les lèvres de la plaie et on les maintient en place. Pour les maintenir ainsi, on a employé les bandelettes agglutinatives ou la suture. Ensuite, on applique un linge troué, de la charpie, dont on garnit exactement l'articulation en ayant soin de bien matelasser les dépressions. Puis, une bande roulée est appliquée méthodiquement depuis l'extrémité libre du membre jusqu'au-dessus de l'articulation. Cette bande doit être moyennement serrée, de manière à exercer sur les parties une compression égale et modérée. Il faudra de plus faire prendre aux parties la position dans laquelle, les surfaces osseuses étant appliquées le plus exactement possible les unes aux autres, la cavité articulaire se trouve réduite à ses moindres dimensions ; de plus il faudra faire garder cette position.

Si le malade est jeune, robuste et pléthorique, on pourra employer, concurremment avec les moyens essentiels de traitement que nous venons d'exposer, quelques remèdes propres à prévenir le développement de l'inflammation locale et de la fièvre traumatique. Ainsi, on pourra prescrire une ou plusieurs saignées générales, l'application de quelques sangsues, la diète et les boissons délayantes. Les irrigations continues ont été conseillées par quelques chirurgiens. Les Anglais couvrent la partie malade d'une compresse de flanelle imbibée d'eau de guimauve tiède, qu'on remplace de temps en temps sans toucher à la partie profonde de l'appareil.

La contusion des bords de la plaie par la cause vulnérante n'est point un obstacle à ce qu'on réunisse immédiatement, si elle est faible ou peu profonde; dans le cas contraire, l'agglutination par première intention étant à peu près impossible, il y aurait des inconvénients à fermer trop exactement la plaie; mieux vaudrait affronter seulement les lèvres de la solution de continuité et panser mollement, sans insister sur les moyens de contention. Les produits de l'inflammation ne risquant pas ainsi de fuser dans l'article, on pourra voir la suppuration se borner à la surface, la plaie se déterger insensiblement, se couvrir de bourgeons charnus, et la réunion s'effectuer sans avoir été traversée par aucun accident important.

Quand on n'aura pas pu, malgré l'emploi de ces moyens, prévenir le développement inflammatoire, ou quand celle-ci aura existé déjà au moment où l'on verra la blessure, il ne faudra plus songer à la réunion. Il faudra chercher à se rendre maître des accidents inflammatoires. On substituera un pansement simple aux bandelettes agglutinatives et on enlèvera les points de suture s'il en existe déjà. On maintiendra l'immobilité et la position du membre. Diète, boissons délayantes ou acidules; si les douleurs sont trop vives, on pourra administrer quelques narcotiques, on fera une ou plusieurs saignées proportionnées à l'intensité des accidents, à l'âge et à la constitution du sujet. On pourra également employer les sangsues autour du genou, les cataplasmes émollients narcotisés, etc.

M. Fleury père de Clermont-Ferrand a employé et recommandé les vésicatoires placés autour de l'articulation blessée. L'effet serait de calmer la douleur.

Lorsque, malgré le traitement, les progrès de l'inflammation ont amené la suppuration et la formation d'abcès tant superficiels que profonds, que faut-il faire?

Tous les chirurgiens sont d'accord que, pour ce qui concerne les abcès superficiels, il faut ouvrir largement et le plus promptement possible. Quant aux collections purulentes situées dans la cavité articulaire, David a écrit dans les *Mémoires de l'Académie de chirurgie* qu'il ne fallait pas se presser de les ouvrir, et quand on en jugeait l'évacuation indispensable, il ne fallait la procurer qu'avec le trocart.

Lassus pensait qu'on ne devait pas aller en pareil cas au-delà de simples ponctions; Noël et Percy ont recommandé aussi de ne pas agrandir les ouvertures et de n'en point faire de nouvelles.

J.-L. Petit avait déjà dit qu'il fallait non-seulement ouvrir, mais encore faire de grandes ouvertures qui communiquent les unes avec les autres, afin qu'il n'y ait aucune partie ni aucun recoin de la jointure qui ne puisse être nettoyé par des injections et qui ne se vide avec facilité par les ouvertures, car c'est moins l'impression de l'air que le séjour du pus qui est à redouter.

Velpeau (1) dit : l'indication est formelle, le pus doit être évacué; l'incision de la synoviale ne peut rien amener de pire que ce qui existe, et la détente des foyers fait parfois cesser l'orage.

Il faut donc inciser, non pas seulement pour débrider, mais pour faire cesser l'étranglement supposé des parties, et de plus pour que le pus ne puisse être retenu nulle part..

Boyer, Dupuytren, Sanson, Lisfranc et grand nombre de chirurgiens ont adopté les incisions larges et multipliées. Il faudra recourir à des appareils qui assurent l'immobilité parfaite du membre dans une bonne position et de plus à des pansements bien faits et maintenant la propreté.

D'après le mode de traitement qu'indiquent les auteurs du *Compendium* et dont nous venons de donner un résumé, la question semblerait de prime à bord complétement vidée. Il n'en est pas ainsi; car, récemment encore, dans la séance du 23 août 1865, M. le professeur Verneuil, lisant à la société de Chirurgie une observation de fracture compli-

(1) Dictionn. en 30 vol., t. IV.

quée de la rotule (1) qu'il avait soignée en cherchant à conserver le membre et dont le sujet était mort, demandait à ses collègues s'il fallait en pareille circonstance amputer ou réséquer de suite ; réunir et attendre, ou, la réunion manquée, s'il fallait agir immédiatement, lors même que l'arthrite purulente n'existât pas encore ?

La majeure partie des chirurgiens ont donné la préférence à la chirurgie conservatrice, avec quelques différences cependant dans le mode de traitement.

Tous furent d'accord qu'il fallait placer le membre étendu dans une gouttière, le talon élevé.

A l'appui des opinions de MM. Dolbeau, Legouest et Marjolin qui veulent la réunion de la plaie à l'aide des agglutinatifs et du collodion, nous citerons les observations suivantes :

OBSERVATION XXVI.

Cette observation m'a été communiquée par M. le professeur Verneuil.

Il s'agit d'un homme de 48 ans, d'un tempérament fort et vigoureux, qui fit une chute directe sur un sol rocailleux. Il était alors six heures du matin, M. Verneuil appelé en toute hâte vit le blessé à neuf heures et constata une fracture transversale de la rotule à sa partie moyenne avec une plaie transversale de 8 millimètres environ à la face antérieure du genou ; de plus il y avait issue d'une assez grande quantité de sang et de synovie.

Le doute ne pouvant exister sur la non pénétration de l'article, M. Verneuil ne fit aucune exploration directe ayant la certitude que l'articulation était ouverte. Il s'empressa de mettre le membre malade dans une gouttière complète avec position inclinée, c'est-à-dire avec la jambe étendue sur la cuisse et le pied élevé. Le membre ainsi placé, il fit une réunion très-soignée avec du collodion étendu par plaques de 7 à 8 centimètres. Une application de vessie de glace en permanence fut immédiatement faite. Après l'application de la gouttière, l'écartement des fragments,

(1) Observation 7.

qui auparavant était assez considérable, n'était plus que médiocre; du reste il ne fut fait aucune tentative pour les affronter. Un épanchement énorme de sang et de sérosité se fit ensuite dans l'article.

La glace en permanence fut continuée pendant une vingtaine de jours, ainsi que les applications quotidiennes de collodion. L'articulation, qui avait été fortement distendue par l'épanchement et l'inflammation diminua graduellement.

Aucun accident, ni local ni général, ne vint compliquer la lésion. Du reste le malade, traité à la campagne était placé dans d'excellentes conditions hygiéniques. Un cal fibreux de deux centimètres environ réunit les deux fragments de la rotule.

Vers le cinquantième jour, M. Verneuil plaça un appareil inamovible, puis il envoya son malade à Plombières, qui revint des eaux complétement rétabli.

Quelques mois après, ayant fait une chute, il rompit le cal fibreux de la rotule. Après un mois d'immobilisation et d'appareil inamovible, il se rétablit d'une manière encore satisfaisante. Aujourd'hui, plusieurs années après ce double accident, le malade marche si bien qu'il est impossible de savoir en le voyant marcher s'il a eu une fracture quelconque.

Comme on peut le voir dans cette observation, non-seulement la réunion a été opérée avec le collodion, mais de plus M. Verneuil a fait mettre sur le genou de la glace en permanence.

OBSERVATION XVII (1)

Observation de fracture compliquée de la rotule, communiquée par M. Lawrence à M. Astley Cooper.

Dans la nuit du 15 juillet 1834, je fus appelé à visiter un capitaine du 1er régiment des dragons de la garde, qui venait de se fracturer la jambe.

L'accident lui était arrivé à onze heures du soir. Il revenait chez lui en plein galop de la maison d'un de ses amis où il avait dîné; la nuit était sombre, il se frappa contre une grosse voiture

(1) Gazette médicale, 12 août 1837.

qui venait dans une autre direction opposée à la sienne. Son genou droit heurta contre la roue, et la violence fut telle que le cavalier et le cheval tombèrent à la renverse. A l'examen, je trouve la rotule fracturée en plusieurs fragments avec une plaie contuse, irrégulière, capable d'admettre trois doigts jusque dans l'articulation. Une hémorrhagie abondante avait eu lieu par cette plaie, la synovie en coulait librement, mais la tuméfaction était très-légère.

Je lave soigneusement la plaie, la nettoie des corps étrangers, place les fragments osseux dans leurs rapports naturels, affronte les bords de la plaie et coapte le tout à l'aide de bandelettes agglutinatives, de compresses, et d'une bande roulée autour de la cuisse. Le membre fut placé dans l'extension avec le talon fort élevé; le tronc fut incliné en avant autant que possible, dans le but de relâcher les muscles du côté correspondant. Je soumis la partie à l'usage des lotions évaporantes, et ordonnai au malade une potion anodine.

La nuit a été fort agitée; trouble constitutionnel, quoique le membre paraisse peu douloureux. (Purgatifs, saignée). Le lendemain je renouvelle l'appareil en présence de M. Vance. Mieux, nuit calme, le genou est bien. On continue les lotions froides sur l'articulation; la potion calmante le soir et les remèdes apéritifs dans le jour.

L'amélioration a été progressive; la plaie s'est réunie par première intention, excepté un point au centre qui a suppuré.

L'appareil a été continué pendant cinq semaines. Au bout de ce temps, des mouvements passifs ont été exercés sur l'articulation. Trois mois après l'accident, le malade a pu commencer à marcher avec une canne sans beaucoup boiter. Il a fini par guérir parfaitement.

La réunion a été opérée ici à l'aide de bandelettes agglutinatives et non à l'aide du collodion. Du reste, voici ce que dit l'auteur à propos de cette observation : ce qui frappe l'attention dans ce fait, c'est d'abord l'absence ou du moins la petitesse du gonflement inflammatoire et de la douleur dans une plaie aussi formidable; ceci n'est dû en grande partie, à ce que je crois, qu'à l'usage des irrigations continues. Le dessin du genou de ce malade est consigné à Guy's hospital; il indique les fragments de la rotule réunis par des ligaments intermédiaires. La cicatrice qui les couvre a besoin d'être garantie par une genouillère de peau élastique des Indes; les fragments sont mobiles, on peut les éloigner et les rapprocher par la pression des doigts, du reste les fonctions du membre se remplissent assez bien.

Outre les agglutinatifs, M. Marjolin emploie encore volontiers les bandages unissants.

L'observation suivante peut être regardée comme se rattachant à son opinion.

OBSERVATION XVIII (1).

Fracture de la rotule avec plaie.

Un dragon du 11e régiment, âgé de 23 ans, d'une bonne constitution, reçut un coup de pied de cheval sur la rotule droite, d'où il résulta une fracture de cet os, oblique de haut en bas et de dedans en dehors; les téguments étaient déchirés dans l'étendue de deux pouces; l'articulation, mise à nu, était ouverte, et la synovie s'épanchait au dehors. Un bandage unissant, arrosé de la préparation albumineuse suivante :

Blancs d'œufs.	N° 6.
Eau	90 grammes.
Sous-acétate de plomb liquide. . . .	20 à 30 gr.
Alcool.	60 grammes.

fut immédiatement appliqué, et une attelle placée sous le jarret tint le membre dans l'extension; mais le malade exécuta tant de mouvements que, le quatrième jour, on fut obligé de renouveler l'appareil; la plaie extérieure était déjà cicatrisée, et, bien qu'il ait eu l'imprudence de marcher à l'aide de béquilles, dès le vingtième jour; il était parfaitement guéri le quarantième sans ankylose.

Bonnet (de Lyon) recommandait la suture et considérait les agglutinatifs comme insuffisants.

(1) Recueil de mémoires de médecine et de chirurgie militaires, vol. XXVI, p. 207, 1829.

Pour Astley Cooper la suture était nécessaire dans certains cas.

Voici du reste une observation dans laquelle on a employé la suture et le collodion.

OBSERVATION XIX (1).

Sur un cas de plaie pénétrante du genou, par Charles Orton.

J. B....., garçon délicat de 6 ans, jouant sur son lit le 27 mars 1866 au matin, glissa et tomba à terre. Le genou droit porta sur le bord d'un vase de nuit qui se brisa en morceaux, et il s'ensuivit une plaie du genou. Comme cette plaie saignait beaucoup, la mère l'enveloppa de linge immédiatement, et je le vis peu de temps après. En l'examinant, je trouvai l'intérieur de l'articulation ouverte, et j'aperçus les ligaments croisés, les cartilages semi-lunaires et les surfaces articulaires. La plaie avait environ un pouce à un pouce et demi d'étendue. Le tendon du triceps et une portion du bord supérieur de la rotule étaient nettement divisés. Il s'échappait une grande quantité de synovie. Il n'y avait pas de sang dans l'articulation. Les adhérences aponévrotiques entre la peau d'un côté, la rotule et le triceps de l'autre étaient mobiles.

Je fis étendre la jambe, et passai une aiguille munie d'un fil d'argent profondément, aussi près de la rotule et du triceps que j'ai pu, puis, j'amenai en contact les lèvres de la plaie, activant tout autour la peau avec de l'emplâtre au savon (sorte de diachylon), afin d'avoir le moins de tension possible. Je plaçai ensuite une attelle à la face postérieure de l'articulation et fis garder le repos à l'enfant; je recouvris ensuite la plaie avec un peu de charpie, que je laissai en place pendant douze heures environ, afin de permettre à une légère couche de plasma de se former. J'appliqu i ensuite du collodion avec un gâteau de charpie sèche.

Le 28 mars, écoulement libre de synovie; soif. Potion saline? A été vu par M. Garnier qui ne changea rien au traitement.

Le 30. Le malade a ouvert une partie de la plaie en pliant le genou, car l'attelle postérieure s'est dérangée. Il y a un peu de gonflement. On rapproche de nouveau les lèvres de la plaie et on

(1) Medical Times and Gazette, 20 april 1867.

met une gouttière en fer blanc, laquelle entoure presque complétement le membre depuis la cheville jusqu'au périnée. Pansement à l'eau tiède.

Pendant quelques jours, pus mêlé à l'écoulement de synovie et venant de la plaie des parties molles, le gonflement et la rougeur ont cessé peu à peu. Quelques bourgeons charnus pâles se sont élevés au centre de la plaie, persistant pendant dix ou douze jours et cédant aux cautérisations de nitrate d'argent.

L'attelle en fer-blanc fut maintenue pendant deux mois, puis elle fut remplacée par un bandage fait avec du plâtre et de la gélatine.

Quatre mois après l'accident, l'enfant marchait bien sans béquilles, et maintenant (avril 1867) depuis quelque temps déjà il peut courir et sauter. La claudication est à peine perceptible et les mouvements du genou sont presque parfaits.

Voici les quelques réflexions de l'auteur à propos de cette observation. Il dit que dans les plaies des articulations à lèvres nettes, le point le plus important est de les réunir rapidement et complétement. Non-seulement la peau, mais aussi les tissus profonds doivent être mis en contact parfait. Quelques auteurs recommandent de placer les sutures à travers la peau seulement, mais avec des substances non irritantes comme du fil métallique, ce qui n'a que peu d'importance.

D'un autre côté on conseille l'usage du collodion appliqué aussitôt que possible; M. Orton croit qu'il est préférable d'attendre que les bords de la plaie soient fermés naturellement, agglutinés par le plasma formé, dans tous les cas de plaies à bords nets.

Dans le cas précédent la guérison fut laissée presque entièrement aux efforts de la nature, aucun traitement antiphlogistique n'a été fait, et l'auteur croit qu'on peut s'en abstenir si on peut obtenir un repos complet à partir du moment de l'accident et si la plaie se ferme de bonne heure. Après cette observation nous en citerons une seconde, dans laquelle on a employé la suture, mais, cette fois, unie aux bandelettes agglutinatives.

OBSERVATION XX (1)

M. Redhead, dans une chute de cabriolet, le 8 juin 1819, se heurta violemment le genou contre la roue, la rotule fut fracturée et l'articulation ouverte. Une plaie située au côté externe du genou avait fourni une hémorrhagie abondante, donnait issue à la synovie et permettait l'introduction du doigt. La rotule était brisée en plusieurs fragments; un de ces fragments, peu volumineux et tout à fait libre, fut enlevé. Le malade ne paraissant pas d'une constitution irritable, on se décida à tenter la conservation du membre. Sachant combien il serait difficile de tenir la plaie fermée à cause de l'écoulement considérable de la synovie, je fis une suture aux téguments, en ayant soin de ne pas comprendre le ligament dans la suture. Des bandelettes agglutinatives furent appliquées sur la plaie et le tout fut maintenu par une bande peu serrée et constamment arrosée par un mélange d'eau et d'alcool. La jambe fut placée dans l'extension, et l'on prescrivit une immobilité absolue, l'usage des fruits pour aliments.

Le samedi, la nuit avait été bonne; douleur et fièvre nulles.

Dans la nuit du dimanche, agitation et délire. Le lundi matin, il prit une dose d'huile de ricin à la suite de laquelle les symptômes fébriles s'améliorèrent.

Le mardi, la nuit avait été bonne, et comme il n'y avait ni gonflement, ni inflammation, ni douleur, la suture ne fut enlevée que le 30 juin, époque à laquelle on renouvela les emplâtres agglutinatifs.

Le malade se rétablit sans aucun accident fâcheux. Au bout d'un moins, on le fit sortir de son lit, et au bout de cinq semaines on imprima des mouvements passifs à l'articulation.

Le 7 août, le malade pouvait traverser sa chambre et il recouvra l'usage entier de son membre.

Sir Astley Cooper dit à propos de cette observation que, si la plaie a peu d'étendue et si le malade est peu irritable,

(1) Œuvres chirurgicales d'Astley Cooper. Traduction Richelot et Chassaignac. Observation 154, p. 166.

de plus, si la nature de l'accident ne donne pas lieu à craindre la gangrène de la peau ou du ligament, il est préférable de tenter la conservation du membre, et le traitement adopté dans le cas précédent est celui qu'il choisirait. La principale indication à remplir est la réunion immédiate; je sais, dit-il, qu'en général les sutures sont susceptibles d'objection; mais, quand les parties sont mobiles, sans soutien, et peuvent être traversées par un liquide sécrété au dedans de la plaie, alors, non-seulement leur emploi est facile à justifier, mais même elles sont absolument nécessaires. Les fomentations et les cataplasmes ne doivent pas être employés dans ces cas; ils s'opposent à la cicatrisation (1).

A côté de ces observations qui ont donné de beaux succès, nous pourrions en citer d'autres que l'on trouvera dans notre travail (2), où il a fallu enlever les agglutinatifs ou les sutures par suite d'une trop vive inflammation, laquelle a déterminé les plus graves accidents.

M. le professeur Richet n'est pas de l'avis de ceux qui proposent les sutures, et de plus, à la Société de chirurgie il donne une opinion qu'il semble partager, c'est celle de Reybard, qui, persuadé que tous les accidents tenaient à la rétention du pus, proposait non-seulement d'ouvrir largement l'articulation mais de trépaner les condyles.

Quant aux topiques à appliquer sur ces lésions, M. Verneuil emploie de préférence la glace concassée et placée dans une vessie. M. Legouest se borne à appliquer sur le genou immobilisé des fomentations froides faites avec parties égales d'eau et d'alcool camphré.

Les irrigations continues semblent préférables à M. Marjolin; cependant il est assez porté à employer la glace ou l'eau très-froide dans les cas d'hémorrhagie, mais jamais lorsqu'il y a une contusion profonde.

(1) Astley Cooper, loc. cit. — (2) Observat. 4, 7, 10, 22

Nous appuyant sur les opinions de nos maîtres et sur celles des membres de la Société de chirurgie, nous croyons que l'expectation dans ces genres de lésions est une chose excellente, pourvu qu'elle soit dirigée par une main habile, et qu'elle soit secondée par une thérapeutique sage, qui sache prévenir et combattre les accidents consécutifs; s'arrêter quand elle juge les moyens infructueux, et recourir alors à une opération indispensable sans attendre que le malade soit trop épuisé, ou que le mal ait fait de tels progrès qu'il soit désormais au-dessus des ressources de la chirurgie.

Il faudra chercher à conserver le membre qui, quoique ne remplissant plus qu'incomplétement ses fonctions, pourra encore être d'un immense secours pour le blessé, ce que des appareils mécaniques ne sauraient jamais remplacer. Il ne faudra donc pas se précipiter trop à faire une opération.

Dans la plupart des fractures de la rotule compliquées d'ouverture de l'articulation tibio-fémorale guéries que nous rapportons, la réunion des fragments de la rotule s'est faite à l'aide de cals fibreux parce que l'attention des chirurgiens n'a été portée exclusivement que sur la plaie du genou. Il résulte de là que : au moindre faux pas du malade, à la moindre chute, celui-ci venant à rompre son cal fibreux adhérent à la peau et au tissu cicatriciel, le genou pourra s'ouvrir comme précédemment et le malade passera de nouveau par toutes les phases de l'arthrite traumatique. Une récidive en pareil cas pourrait avoir les conséquences les plus funestes.

Ambroise Paré pensait qne les fractures de la rotule ne pouvaient pas se réunir par un cal osseux, et pendant longtemps cette opinion fut celle de beaucoup de chirurgiens, au point que : Pibrac, au sein de l'Académie de chirurgie, défia tous les chirurgiens de l'Europe de lui montrer une fracture transversale de la rotule réunie par un cal osseux.

Aujourd'hui, il n'en est plus de même, le perfectionnement des appareils a permis aux praticiens d'obtenir ce résultat si désiré, et il n'est aucun chirurgien qui ne croie à la réunion des fractures de la rotule par cal osseux.

D'après les indications qui nous ont été fournies verbalement par M. Duplay, nous engageons les chirurgiens qui se trouveraient en présence d'une fracture simple de la rotule compliquée d'ouverture du genou, de chercher à obtenir une réunion osseuse des fragments rotuliens et de traiter en même temps l'arthrite traumatique.

Comment arriver à ce résultat? Chez les sujets robustes, d'un tempérament sanguin, quelques antiphlogistiques, la diète et les boissons rafraîchissantes au début, tels devront être les premiers secours du chirurgien. Chez les sujets lymphatiques et faibles, il faudra associer ces moyens aux calmants, aux opiacés. Chez tous, il faudra l'immobilisation du membre, la coaptation parfaite des fragments rotuliens et le débridement large de la plaie; l'extraction des esquilles ou des corps étrangers s'il en existe, car ils sont toujours par leur présence une cause incessante de douleur et d'irritation; un appareil convenable, les irrigations continues; les émollients et les résolutifs suivant les indications.

Les révulsifs intérieurs ou extérieurs, lorsqu'il survient quelque complication, sont d'excellents moyens que le chirurgien ne doit pas perdre de vue et qu'il doit mettre en usage.

Je n'insisterai pas sur les antiphlogistiques qu'on pourra employer quand on les croira nécessaires par suite d'une trop vive inflammation au niveau de l'articulation. Quant à la diète, il ne faut pas la porter trop loin, car elle peut jeter le blessé dans une grande faiblesse.

Dans tous les cas, la première indication à remplir est d'immobiliser le membre inférieur. Toutes les positions ne sont pas indifférentes, il en est une surtout qui nous paraît excellente, c'est l'extension complète du membre inférieur, le talon étant plus élevé que le genou. Cela fait, il faudra affronter les fragments de la rotule, les maintenir en place soit à l'aide des griffes de Malgaigne, soit par la suture osseuse comme certains chirurgiens l'ont proposé pour guérir les fractures de la rotule à l'aide d'un cal osseux.

Quoique généralement les griffes n'aient pas déterminé d'accidents chez les blessés auxquels on les a appliquées pour des fractures simples de la rotule, cependant, comme elles doivent rester longtemps en place et qu'elles peuvent devenir insupportables pour le malade, nous proposons dans des cas semblables d'appliquer la modification apposée par M. U. Trélat. Au lieu de faire agir les griffes directement sur les tissus, M. Trélat commence par modeler exactement sur la forme des fragments, deux arcs de gutta-percha préalablement ramollie dans l'eau chaude, et c'est sur eux qu'il implante solidement les griffes qui, par leur intermédiaire, rapprochent et maintiennent les fragments coaptés sans causer de douleur au blessé. Dans les cas où ces moyens ne pourraient être employés il faudrait avoir recours à la suture osseuse à l'aide de fils métalliques.

Cela fait, il faudra débrider la plaie. Ce débridement et l'emploi des tubes à drainage nous paraissent être les moyens les plus puissants qui puissent entrer dans le traitement de ces genres de lésions, non-seulement à cause de la détente sanguine qui le suit, mais encore parce qu'il fait cesser la compression et l'étranglement des tissus, et ouvre une voie large aux liquides épanchés. Ces incisions devront être pratiquées d'un seul ou des deux côtés du genou, sur les parties latérales les plus déclives, après la coaptation des deux fragments rotuliens.

Elles nous paraîtront d'autant plus avantageuses, qu'elles auront été faites dès le début.

On épargne au malade, par ce moyen, des douleurs qui sont très-vives lorsqu'on opère sur les tissus qui sont déjà enflammés, et on prévient celles qui résulteraient de l'étranglement des parties par suite de l'inflammation.

On placera des tubes à drainage dans la cavité articulaire par ces ouvertures latérales, et de plus un tube dans le cul-de-sac sous-crural de la synoviale, soit à l'aide d'un trocart, soit avec un long bistouri.

Nous insistons beaucoup sur ce point, car ce cul-de-sac synovial qui, chez quelques sujets, prend un grand développement, ne communique avec l'articulation tibio-fémorale que par un petit espace qui laisse à peine le passage du petit doigt. Il en résulte que, par suite de l'inflammation et de la suppuration de la membrane synoviale du genou, cette ouverture se trouvant rétrécie, le pus séjourne dans le cul-de-sac ne pouvant s'écouler par l'ouverture qui est obstruée. Il en résulte des ulcérations du cul-de-sac synovial, des douleurs atroces, et le point de départ d'abcès qui s'en vont fuser au loin en décollant les muscles de la cuisse et en les séparant des tissus auxquels ils sont unis. De là, par conséquent, très-souvent la mort des sujets si on ne donne pas un libre écoulement au pus.

On pourra, dans certains cas, remplacer ce tube à drainage passé à travers la synoviale par la compression de ce cul-de-sac à l'aide d'une bande roulée au-dessus du genou. Ce dernier moyen est du reste celui que nous avons vu employer à M. S. Duplay et qui lui a réussi. Bien entendu que si la bande était trop serrée et venait à causer des douleurs au blessé, il faudrait la relâcher.

Il est une autre partie du traitement sur laquelle nous ne saurions trop insister et que nous devons placer en tête de nos ressources en pareil cas : ce sont les irrigations continues.

Ces irrigations continues, mises en usage pour la première fois en Angleterre, à Brighton-Hospital, par E. Furner, et en France par A. Bérard, qui est un des premiers à en avoir fait usage à Paris, doivent être employées dès le début du traitement, car elles font avorter l'inflammation, arrêtent le gonflement des tissus, calment les douleurs, assoupissent les irritations sympathiques et étouffent la réaction sanguine; les tissus plongés dans un bain permanent, sont pâles, décolorés, leurs vaisseaux ne reçoivent que la quantité de sang nécessaire à l'entretien de la vie. Sous leur influence, les phénomènes inflammatoires sont modérés s'ils ne sont tout à fait nuls. La suppuration s'établit lentement; elle est peu abondante, de bonne nature, et tout se prépare à une heureuse cicatrisation. Pour en retirer tous les bons effets, il faut que l'eau soit à la température ordinaire et que le membre soit placé dans un appareil qui préserve le lit de l'humidité.

Cet appareil consiste en une caisse en fer-blanc à double fond, garnie à la partie supérieure d'un fond sanglé ; de sorte que le membre repose sur un coussin complétement isolé des draps et des couvertures; dans le fond de la caisse se trouvent deux conduits servant à l'écoulement de l'eau en dehors du lit. Au-dessus du membre on pend au lit un sceau plein de liquide dans lequel plonge un syphon, qui laisse déverser peu à peu l'eau à l'extérieur ; à l'extrémité de ce syphon, on adapte un ou plusieurs petits tubes en caoutchouc ou une bande humectée qui entretiennent toujours mouillés les linges qui recouvrent la région blessée : l'évaporation continue qui a lieu au niveau du membre réprime la chaleur et l'inflammation à mesure qu'elles se développent.

Si on craignait trop l'humidité, on pourrait à la rigueur, entourer de linges chauds les parties qui ne doivent pas être soumises au courant d'eau.

Ces quelques précautions suffiront pour mettre le malade à l'abri du froid et des affections pulmonaires ou abdominales auxquelles on a prétendu que les irrigations continues pouvaient donner lieu.

L'action de l'eau est ici antiphlogistique et sédative; elle doit par conséquent être continuée tout le temps qu'on a à craindre une réaction inflammatoire. Il vaut mieux en prolonger l'emploi que de s'exposer, en les cessant, à voir survenir des accidents qu'il serait peut-être difficile de maîtriser. Outre ces irrigations continues on agira bien en faisant, matin et soir, dans l'articulation, des injections d'eau alcoolisée, afin de prévenir la stagnation du pus dans l'intérieur du genou et de faciliter la formation des bourgeons charnus.

Lorsque les tissus ont été violemment contus et en partie sphacélés, il faut remplacer les irrigations continues par des cataplasmes arrosés de laudanum qui, tout en modérant l'inflammation, relâchent les tissus, favorisent la suppuration, et sont surtout utiles lorsqu'un abcès s'est formé autour des parties blessées.

Nous ne voulons pas ici établir de préceptes relativement aux phénomènes sympathiques que les grands délabrements doivent susciter dans l'économie. Il faudra interroger tous les organes, prévenir les complications et les combattre par des moyens appropriés ; c'est là surtout qu'il faut faire preuve de ce tact et de cette sagacité qui constituent l'habile chirurgien.

A une certaine époque, il faudra soutenir les forces du malade à l'aide de toniques, de vins généreux, de viandes grillées et rôties, en un mot, par tous les moyens capables de réparer les pertes qu'il a faites.

L'observation suivante vient à l'appui du traitement que nous venons de formuler, sauf un point que nous signalerons à la fin de l'observation.

OBSERVATION XXI.

Large plaie pénétrante du genou gauche avec fracture transversale de la rotule. — Suppuration. — Guérison avec conservation d'une partie des mouvements.

Le nommé Frey (Joseph), âgé de 20 ans, glaisier, entre à l'hôpital de la Pitié le 3 septembre 1867, salle Saint-Gabriel, n° 7, dans le service de M. Voillemier remplacé par M. Duplay.

La veille, vers dix heures du soir, ce jeune homme descendait dans un puits à glaise en se laissant glisser le long d'une corde. Celle-ci était trop courte ; le malade ignorant le fait et se croyant arrivé à une petite distance du fond du puits, lâcha la corde et se laissa tomber ; mais la distance était énorme, on l'a évaluée à 40 pieds.

Le malade ne peut donner d'autres détails sur le mécanisme de sa chute, sinon qu'il a dû tomber sur un tonneau. Il perdit complétement connaissance pendant plusieurs heures ; puis, lorsqu'il revint à lui, il se sentit blessé au bras et au genou gauche, et, dans l'impossibilité où il se trouvait de sortir du puits, il dut passer toute la nuit dans cette position. Le lendemain matin seulement ses camarades le relevèrent et l'apportèrent à la Pitié au moment de la visite et il fut examiné immédiatement.

A la partie antérieure du genou, on découvre une plaie transversale longue de 12 centimètres, largement béante, correspondant à une fracture transversale de la rotule, dont les fragments sont écartés de 2 centimètres. En introduisant le doigt pour explorer l'état des surfaces articulaires, on trouve les condyles du fémur parfaitement intacts, ainsi que les surfaces articulaires du tibia. Il n'y a pas d'hémorrhagie, pas d'épanchement sanguin, pas de gonflement considérable à la circonférence du genou.

Le malade portait en outre une fracture de la partie moyenne du bras gauche, avec un déplacement considérable.

Enfin, quoique ne présentant aucun symptôme de lésion interne, il était dans un état de stupeur assez marquée, répondant cependant aux questions qu'on lui adressait, mais semblant surtout indifférent et inconscient de la gravité de son état.

M. Duplay fit placer le membre étendu dans une gouttière, afin de le soumettre à l'irrigation continue. Il ne fit aucune tentative de réunion de la plaie. — Un appareil à attelles fut appliqué sur le bras après que la fracture eut été réduite.—Bouillons, julep morphiné.

4 et 5 septembre. Rien de nouveau. Le malade a un peu de fièvre; la peau est chaude, le pouls à 100 pulsations.

La plaie dont les bords sont légèrement gonflés laisse écouler un liquide d'apparence séreuse. On continue l'irrigation et on met le malade à une portion.

Le 7. La suppuration est établie, la plaie donne passage à un liquide séro-purulent assez abondant. La peau est légèrement rouge à une petite distance de la solution de continuité. Il y a peu de gonflement du genou, et c'est à peine si la pression est douloureuse.

Le 8. Par suite du gonflement inflammatoire plus intense, les bords de la plaie tendent à se rapprocher ; il semble y avoir une rétention incomplète des liquides dans l'articulation. Le genou est un peu gonflé et ce gonflement s'étend à la jambe et à la cuisse, mais sans rougeur de la peau. La presssion au-dessous de la rotule, au niveau du cul-de-sac de la synoviale, est douloureuse et fait sortir par la plaie une certaine quantité de liquide purulent.

Devant ces signes évidents d'inflammation purulente de la synoviale et de la rétention légère, M. Duplay fait une incision de 6 centimètres sur le côté externe de l'articulation, perpendiculairement à la plaie antérieure, de manière à ouvrir largement la cavité synoviale.

A l'aide d'un irrigateur, on lave à grande eau cette cavité, et l'injection est renouvelée à la visite du soir.

On continue l'irrigation.

Le 9. La nuit a été très-bonne. Le malade s'est senti soulagé par l'incision et surtout par les lavages. Le pus s'écoule facilement. Absence de fièvre.

On continue l'irrigation et on renouvelle trois fois par jour les lavages de l'articulation.

On place le malade sur un lit mécanique, afin de pouvoir le soulever avec son appareil sans imprimer de mouvements au genou.

Le 11. Rien de particulier à noter. La plaie suppure abondamment; le pus a une odeur un peu fétide.

On continue l'irrigation et on fait des lavages intra-articulaires avec de l'eau alcoolisée (1/4 d'alcool).

Le 16. Les plaies ont un bon aspect; des bourgeons charnus un peu exubérants les recouvrent. Le pus s'écoule facilement; il est sans odeur. Le genou est un peu gonflé, non douloureux à la pression.

On supprime l'irrigation. Le membre est placé dans une gouttière dans une extension complète. Le genou est pansé avec de simples compresses imbibées d'eau alcoolisée; avec le même liquide on fait deux lavages par jour dans l'articulation.

Le 17. Dans la journée d'hier, la suppression de l'irrigation a été suivie de quelques symptômes réactionnels (sensibilté, rougeur autour de la plaie, léger mouvement fébrile). Les solutions de continuité ont bon aspect; elles bourgeonnent et tendent à se réunir. On constate encore une rétention incomplète du pus dans les culs-de-sac synoviaux. Large débridement sur le côté externe et vers le haut.

Continuation du pansement et des lavages dans l'intérieur de l'articulation.

Le 21. Le genou offre le meilleur aspect. La moitié interne de la plaie rotulienne est cicatrisée, le reste bourgeonne très-bien. Le pus s'écoule facilement et diminue d'abondance. Il n'y a pas de gonflement, et la pression sur les culs-de-sac de la synoviale est à peine douloureuse et ne fait sentir qu'une petite quantité de liquide. Cautérisation des bourgeons charnus avec le nitrate d'argent. Pour amener l'écoulement du pus, on introduit sur le côté externe de la jointure un tube à drainage qui pénètre d'environ 8 centimètres, et d'autre part pour accélérer l'accolement des culs-de-sac de la synoviale, M. Duplay fait exercer au-dessus de la rotule une compression légère à l'aide de compresses placées transversalement et de bandelettes de diachylon.

Le 27. L'état local va toujours en s'améliorant; un petit séquestre provenant de la rotule est extrait facilement. On cautérise les bourgeons charnus. L'état général est toujours excellent.

Le traitement consiste à maintenir un tube à drainage, qui pénètre de moins en moins profondément, à faire deux fois par jour une injection avec l'eau alcoolisée dans l'intérieur de la jointure, enfin à exercer une compression légère au niveau des culs-de-sac supérieurs de la synoviale.

30 octobre. L'amélioration a marché graduellement, la plaie rotulienne est complétement fermée. Il ne reste plus qu'une petite plaie à la partie externe du genou, dans laquelle on a main-

tenu un tube à drainage ; on pratique journellement une injection iodée.

La fracture du bras est consolidée depuis longtemps.

15 novembre. La plaie rotulienne, qui était complétement fermée, vient de se rouvrir à sa partie moyenne, livrant passage à une petite quantité de pus. Cet abcès s'est, du reste, formé sans produire aucun accident; il n'y a ni gonflement, ni rougeur, ni douleur.

Le 25. Il reste deux fistules : l'une, dans laquelle on a maintenu un drain, est située au côté externe de la rotule et laisse encore pénétrer la sonde cannelée à 3 centimètres ; l'autre occupe la partie moyenne de l'ancienne plaie rotulienne; le stylet pénètre à ce niveau de 2 centimètres.

Quoiqu'il n'y ait pas de signes de rétention, M. Voillemier, qui avait repris son service, réunit ces deux ouvertures en incisant sur la sonde cannelée passée d'une fistule à l'autre.

Une mèche est placée entre les lèvres de l'incision. — Pansement simple.

14 decembre. Il ne reste plus qu'un petit trajet fistuleux insignifiant. Le malade se lève pour la première fois avec des béquilles.

Le 18. On le fait marcher sans béquilles. Le genou ne subit aucun mouvement d'extension ni de flexion. La marche a lieu par un mouvement d'élévation du bassin, ou, comme on dit, en fauchant.

20 janvier. La cicatrisation est complète ; la peau adhère à la rotule et forme deux bourrelets saillants au-dessus et au-dessous de la plaie. Les deux fragments sont mobiles l'un sur l'autre. Les mouvements de flexion et d'extension existent. Le malade marche depuis une dizaine de jours sans canne ni béquilles.

Quand M. Duplay vit ce malade pour la première fois, il avait songé un moment à l'amputation immédiate de la cuisse ; mais plusieurs raisons lui firent rejeter cette pratique. Quoique rares, les exemples de guérison de plaies pénétrantes du genou n'en existent pas moins. Or, dans le cas présent, la plaie paraissait dans de bonnes conditions, sans contusion violente, sans complications.

D'un autre côté, la gravité ordinaire et bien connue des amputations immédiates de la cuisse fit redouter une terminaison fatale, en raison surtout de l'état de stupeur dans lequel le blessé se trouvait plongé. Enfin M. Duplay hésita à pratiquer une opération qui n'était pas formellement indiquée, dont l'issue était incertaine et qui devait avoir toujours pour conséquence la perte du membre inférieur. La conservation du membre fut résolue et, une fois ce parti pris, la méthode de l'expectation fut la seule qui parut applicable, en se tenant prêt à parer aux accidents, et même à recourir à une opération radicale, si l'indication se présentait nettement. On ne songea même pas à une résection ; les surfaces articulaires étant en parfait état, la résection ne semblait devoir apporter qu'une complication nouvelle.

M. Duplay, dans la conversation, nous a dit qu'il regrettait beaucoup de s'être occupé trop exclusivement de combattre l'arthrite traumatique et de n'avoir pas fait assez attention à la fracture transversale de la rotule. Aussi qu'est-il arrivé? Une adhérence de la peau avec le cal fibreux de la rotule. Dès lors on a toujours à craindre la rupture de la cicatrice sous l'influence d'un mouvement de flexion forcée, et par conséquent l'ouverture du genou. Il est vrai que, pour remédier à cette inconvénient, M. le professeur Broca, qui a succédé à M. Voillemier à la Pitié, a eu l'heureuse idée de faire porter au malade un appareil destiné à limiter la flexion du membre. Cette circonstance est de nature à altérer la beauté du résultat; mais, comme M. Duplay le disait à la Société de chirurgie lorsqu'il lisait l'observation de ce malade, si pareil accident se présentait de nouveau, il serait assez décidé à suivre la règle de conduite que nous avons tracée précédemment dans notre traitement, c'est-à-dire à chercher à obtenir une réunion osseuse de la rotule et à donner écoulement aux liquides sur les parties latérales du genou en débridant largement.

Il ne faut pas croire que tous ces genres de lésions peuvent se passer aussi heureusement; il peut survenir des accidents déterminés par la présence des fragments de la rotule, ou bien celle-ci peut être fracturée comminutivement et empêcher par conséquent la réunion osseuse des fragments rotuliens; dans ces cas il faudra, dès le début, enlever les esquilles s'il en existe, ou plus tard se résigner à réséquer partiellement ou totalement la rotule. On n'en emploiera pas moins pour cela le mode de traitement que nous avons énoncé, moins les incisions latérales, puisque le pus pourra s'écouler par la plaie produite au niveau de l'os enlevé.

Percy et son école, qui sont les promoteurs de la résection de la rotule, ont obtenu ainsi que d'autres chirurgiens d'excellents résultats de ce mode de traitement.

OBSERVATION XXII (1).

Sur une plaie au genou compliquée de la fracture de la rotule par un instrument tranchant, par Gelée, chirurgien-major de l'hôpital militaire de Douai.

Il s'agit d'un menuisier qui, huit jours avant que Gelée l'ait vu, s'était donné un coup de hache sur le genou gauche. La rotule était partagée en deux portions presque égales dans la longueur de l'os; l'articulation était entièrement ouverte, et un chirurgien appelé dans l'instant tenta de réunir les téguments par une suture entrecoupée. Les accidents dont ces plaies sont généralement accompagnées augmentèrent bientôt; gonflement, tension de toute la cuisse, de la jambe et du pied, au point qu'on craignait une mortification très-prochaine. C'est dans cet état que Gelée vit le blessé pour la première fois.

Plus les accidents sont pressants dit-il, plus les moyens connus pour les arrêter doivent être décisifs ; il était trop tard pour compter sur l'effet des topiques; on ne pouvait espérer un relâchement qu'en débridant les parties étranglées par des incisions portées sur les angles de la division qui intéressaient spécialement les attaches tendineuses et ligamenteuses de la rotule : je les fis amplement. J'espérais que ce moyen arrêterait les progrès de la bles

(1) Journal de médecine militaire, t. IV, p. 503, 1785.

sure, mais ce fut en vain ; la fièvre qui était proportionnée à l'intensité de la maladie mettait les jours de ce malade dans le plus grand adnger. Je croyais avoir fait du côté des incisions ce qu'il y avait à faire, mais non ; je remarquai malgré cela que l'étranglement ne subsistait que parce que les deux portions de la rotule tendant toujours à s'écarter tiraillaient chacune de leur côté les attaches respectives de cet os. Je les regardai dès ce moment comme une double cause qui ne cesserait qu'en emportant l'une des deux portions, et, considérant qu'une seule suffirait pour contenir l'articulation, je n'hésitai plus à emporter la plus petite ; c'était celle du côté du condyle externe. Les suites en furent heureuses, car dès cet instant le gonflement diminua à vue d'œil, et le huitième jour il était très-ordinaire. J'employai avec succès les cataplasmes de plantes émollientes avec les quatre farines résolutives bouillies dans la décoction de quinquina ; et, pour le pansement de la plaie, le vin miellé auquel je faisais ajouter un peu d'eau-de-vie. Je croyais à cette époque être encore bien éloigné de la guérison, l'aspect de la plaie n'était pas même rassurant ; les bords étaient gonflés, fongueux et continuellement abreuvés par la synovie ; la suppuration était mauvaise aussi. Malgré cela la plaie se resserra et la guérison s'acheva peu à peu au bout de six semaines, à l'exception de l'articulation qui est restée ankylosée ; mais, la jambe ayant une direction droite, elle est favorable à l'état de cet homme qui continue de travailler de son métier.

C'est là une observation qui plaide en faveur de la résection partielle de la rotule. On voit en effet survenir un mieux très-notable, du jour où Gelée a enlevé la moitié de la rotule.

Voici une autre observation non moins intéressante qui m'a été communiquée par M. Tillaux et dans laquelle M. Emery, d'Aiguebelle (Savoie) a enlevé un à un les fragments de la rotule.

OBSERVATION XXIII.

Explosion d'une mine et chute qui détermina une fracture de la jambe gauche et l'ouverture du genou. — Rotule broyée. — Graviers dans l'articulation.

Le 21 novembre 1861, M. le Dr Emery, d'Aiguebelle, fut appelé auprès d'un ouvrier auquel, un accident des plus graves venait d'arriver. Cet homme qui était allé sur un rocher élevé de 5 mètres environ, mettre le feu à une mine, fut atteint par l'explosion et projeté en bas du rocher. Dans cette catastrophe il avait eu la rotule broyée, l'articulation tibio-fémorale ouverte et de plus il s'était fait en tombant une fracture du tibia au tiers inférieur et une luxation de la clavicule à son articulation acromio-claviculaire.

Je ne parlerai dans cette observation que du broiement de la rotule avec ouverture du genou.

Le 21 novembre, quand M. le Dr Emery vit le malade il était déjà tard et il se borna à nettoyer la plaie afin d'enlever la terre et les petits graviers qui étaient entrés dans l'articulation ; puis, au moyen d'un arrosoir il établit sur la plaie un courant continu d'eau froide.

Cet homme, âgé de 36 ans, fortement constitué, d'un tempérament sanguin et n'ayant jamais été malade, entrait le 22 novembre au matin à l'hôpital d'Aiguebelle. En présence d'un accident aussi grave, M. Emery ne vit que l'amputation de la cuisse comme chance de guérison et il la proposa au malade, qui s'y refusa. Il se borna alors à extraire et à détacher un à un tous les fragments de la rotule.

L'articulation tibio-fémorale était complétement ouverte et les surfaces articulaires se voyaient à nu dans presque toute leur étendue. Les cartilages d'encroûtement étaient intacts, si ce n'est sur le bord du fémur où, à deux endroits, l'os en était dépourvu dans une largeur de 1 centimètre environ.

La plaie tégumentaire formait une croix qui mesurait 22 centimètres transversalement et 10 centimètres verticalement, de plus il y avait perte de substance à la réunion des deux branches de la croix.

M. Emery réunit les lèvres de la plaie au moyen de six points de suture et il combla le vide laissé par l'absence de rotule au moyen de bourdonnets de charpie introduits entre deux sutures placées à distance, puis, une compresse fenêtrée, beaucoup de charpie et une bande complétèrent le premier pansement.

Cinq heures après, M. Emery revit son malade, il trouva le pouls large et plein, la face un peu colorée. Il leva le premier appareil qui était imbibé ainsi que les draps du lit d'une abondante quantité de sérosité. Pas la moindre hémorrhagie. Prescription : potion calmante.

Le 23. Même état du malade, grand écoulement de sérosité mêlée à de la synovie.

Le 24. La suppuration commence à s'établir ; il y a un gonflement léger de l'articulation, les bourdonnets de charpie sont renouvelés deux fois par jour, c'est-à-dire à chaque pansement.

Le 26. La suppuration devient plus abondante que les jours précédents.

Le 29. Les points de suture sont enlevés.

4 décembre. Le cérat est remplacé par du vin aromatique.

Les jours suivants, la plaie prend un bel aspect, les bourgeons charnus se développent avec trop de rapidité. Emploi de l'alun calciné. Il se forme dans les téguments des fistules à travers lesquelles le pus chemine.

Le 8. M. Emery fait au moyen d'un trocart courbe une contre-ouverture allant s'ouvrir à 13 centimètres au-dessus de l'articulation et une seconde à 10 centimètres s'ouvrant à la partie interne de la jambe, et il applique des tubes à drainage. En même temps que ces fusées purulentes, il existe de l'œdème du scrotum, des deux jambes et des cuisses. Huit jours après l'emploi des tubes à drainage, l'œdème avait presque complétement disparu.

Ces tubes sont enlevés au bout de dix jours et, immédiatement après, l'œdème reparaît.

Une contre-ouverture est pratiquée à la partie interne du genou afin de donner issue au pus qui décollait la peau.

Le 28. La plaie est cicatricée dans ses deux tiers environ et le malade se lève pour la première fois, mais à l'aide de béquilles.

Le 2 janvier 1862, il y a eu un léger écoulement de sang et la plaie est devenue violacée ; du reste le malade plie légèrement la jambe.

La cicatrisation qui, au début, eut une marche rapide est restée à peu près stationnaire à dater du 28 décembre. Le tissu cicatriciel est très-mince, au point qu'il se déchire facilement au moindre mouvement du blessé, lorsque celui-ci vient à se lever. Depuis le huitième jour après l'opération, le malade a été soumis à un régime alimentaire tonique, vin, viandes grillées et rôties, etc. L'exeat a lieu le 23 février 1862, la plaie est complétement cicatrisée et le malade en bon état part sur un mulet pour son village situé à six heures d'Aiguebelle dans la montagne. Depuis, le Dr Emery l'a revu plusieurs fois, il va et vient dans la mon tagne sans autre aide que celui d'une canne. Il éprouve quelques difficultés pour descendre, mais en revanche il gravit sans beaucoup de peine des pentes assez rapides. Le matin, au sortir du lit, il peut fléchir légèrement la jambe ce qui lui est impossible de faire le soir, surtout s'il s'est fatigué dans la journée.

Ce qu'il y a de remarquable dans cette observation c'est la rapidité avec laquelle le malade a guéri et cela sans ankylose du genou, à la suite de la résection de la rotule.

Dans une autre observation lue à la Société de Chirurgie, par M. Dolbeau, dans la séance du 29 avril 1868, l'auteur a encore enlevé de petites esquilles provenant de la rotule, et même il a été obligé d'extraire le fragment supérieur de la rotule qui était nécrosé.

OBSERVATION XXIV.

Fracture comminutive de la rotule avec plaie intra-articulaire, par M. le Dr Baizeau, médecin principal de l'hôpital militaire du Dey, à Aiger.

Lemoal, Joseph, zouave au 2e régiment, âgé de 23 ans, d'une constitution robuste, était ivre lorsque, dans la soirée du 15 mai 1862, il tomba du fort de Mers-el-Kebir, élevé environ de 18 mètres, sur des rochers. Il ne peut donner aucun détail sur son accident. Il se réveilla à deux heures du matin, voulut se relever, mais en s'appuyant sur la jambe droite, il éprouva une douleur excessive et s'affaissa sur lui-même. Ses cris ayant été entendus par un factionnaire, on vint à son secours et il fut porté à sa caserne et de là dirigé sur l'hôpital militaire d'Oran, distant de 7 kilomètres du port de Mers-el-Kebir.

A son arrivée il est tout endolori et présente plusieurs contusions légères sur divers points, mais il se plaint surtout d'une vive douleur au genou droit qui est énormément gonflé. En avant est une petite plaie à bords contus et ecchymosés, de la largeur d'une pièce de 20 centimes, pénétrant jusqu'au tissu cellulaire sous-cutané. La cavité articulaire fortement distendue est pleine de liquide, de sang mêlé de sérosité.

En pressant sur la rotule, on constate que cet os est fracturé transversalement, mais le gonflement est tel qu'on ne sent pas bien les fragments.

Cet accident n'a eu jusqu'ici qu'un faible retentissement sur l'état général, le pouls bat 80 pulsations, l'ivresse est entièrement dissipée.

On place et on immobilise le membre blessé dans une gouttière formant un plan incliné du talon vers la cuisse. 25 sangsues sont appliquées sur le genou et remplacées par des cataplasmes laudanisés. La plaie est protégée par un linge troué couvert d'une couche épaisse de cérat.

La nuit est mauvaise et agitée, et le lendemain, le malade n'accuse aucun soulagement. Le genou a une teinte bleuâtre qui s'étend vers la cuisse. Le gonflement est le même et la sensibilité est tout aussi grande. Le pouls s'est élevé à 92 pulsations, la peau est chaude, la soif vive, la fatigue générale plus marquée que la veille. Une nouvelle application de 20 sangsues est prescrite même pansement, diéte.

Le 17, légère détente, le genou est moins douloureux quoique toujours très-volumineux, fièvre moindre, langue saburrale, inappétence, constipation qui nécessite la prise de 45 grammes d'huile de ricin.

Le 19, le gonflement a diminué suffisamment pour qu'on puisse examiner la fracture. L'écartement entre les fragments est de trois travers de doigt. Le supérieur attiré en haut est unique et représente le tiers de la rotule, l'inférieur est divisé en plusieurs morceaux inégaux maintenus en contact par le périoste. La sensibilité du genou et la distension de la synoviale sont trop grandes pour qu'on essaie de les rapprocher. On continue les cataplasmes arrosés d'eau blanche.

L'amélioration est progressive; il n'y a plus de mouvement fébrile, les nuits sont bonnes, la souffrance nulle, l'appétit reparait, et quelques aliments sont pris avec plaisir. Le genou est moins tendu et moins gros, toutefois il renferme toujours du liquide.

Tout allait pour le mieux lorsque, dans la nuit du 21, la plaie donne issue à une grande quantité de sang provenant de l'articulation et qui imbibe les pièces du pansement. Je trouve le lendemain le genou notablement diminué de volume; cependant, par des pressions exercées sur les parties latérales, je fais encore sortir plusieurs cuillerées de liquide sanguinolent; et, avec un stylet introduit dans la plaie, je pénètre entre les surfaces articulaires.

Il était bien difficile d'éviter la suppuration ; je cherche pourtant à mettre l'intérieur de l'articulation à l'abri du contact de l'air en enveloppant la partie antérieure du genou d'une cuirasse de diachylon recouverte de linge cératé et en y ajoutant une légère compression. Ce pansement est bien supporté et les liquides de la synoviale s'écoulent facilement au dehors, mais le troisième jour, je m'aperçois de la présence du pus, et dès lors je comprends la nécessité de livrer passage à la sécrétion articulaire. J'élargis la plaie du genou et je pratique de chaque côté, au point le plus déclive de l'interligne articulaire, une incision par laquelle je fais passer un tube à drainage qui vient sortir par la plaie rotulienne. J'ai ainsi deux drains qui traversent l'articulation d'avant en arrière, par lesquels le pus sort avec facilité et qui permettent de laver la cavité articulaire trois et quatre fois par jour, avec une décoction de quinquina. L'organisme ne paraît pas souffrir de cette grave lésion ; le malade se nourrit bien et mange deux portions, boit du vin de Bordeaux et de quinquina.

Dans les premiers jours de juin, j'extrais deux esquilles détachées du fragment inférieur de la rotule et je reconnais en même temps que les surfaces articulaires du fémur et du tibia sont dépouillées de leurs cartilages.

Vers le 10 juin, il survient quelques frissons, suivis d'accès de fièvre assez violente, qui se renouvellent pendant trois jours et font craindre une infection purulente. Ils cèdent au sulfate de quinine, et le 16, je découvre à la fesse gauche un abcès volumineux qui s'est formé à l'insu du malade et qui se rattache évidemment à ce mouvement fébrile. Je l'incise et il s'en écoule un pus épais et phlegmoneux. Sous la même influence, la suppuration du genou a augmenté et est devenue sanieuse et plus odorante. Des injections sont faites dans ces deux foyers purulents ; celui de la fesse marche assez vite vers la cicatrisation, le changement est moins rapide du côté du genou.

Le 19, une nouvelle esquille est enlevée à la partie inférieure de la plaie. Le pus va en diminuant, et au milieu du mois de juillet, des bourgeons charnus couvrent les surfaces articulaires fémoro-tibiales.

La plaie prérotulienne se rétrécit, la peau se déprime entre les fragments. Les drains sont retirés le 15 juillet; on continue néanmoins les injections par les orifices restés libres.

Au bout de sept ou huit jours, du gonflement se manifeste sous le tendon rotulien, et bientôt il se forme une collection purulente au-dessus du genou à la partie interne de la cuisse. Malgré l'ouverture de cet abcès, l'inflammation et la tuméfaction augmentent et gagnent la région externe du membre où apparait un nouveau foyer purulent qui est immédiatement ouvert. Un drain passant sous la couche musculaire établit une communication entre ces deux incisions. De là, le pus s'infiltre sous le creux poplité et exige une troisième incision. En sondant les différentes plaies, je découvre que tout ce travail inflammatoire est dû à la nécrose du fragment supérieur de la rotule. J'en fais l'extraction, et à partir de ce moment, la fièvre et les autres troubles généraux qui avaient reparu se dissipent, la suppuration diminue rapidement. Le tube de caoutchouc est enlevé le 23 août, et dans la première quinzaine de septembre la cicatrisation de toutes les plaies est complète. Le genou, doublé de tissus indurés après être resté longtemps volumineux, reprend peu à peu une forme plus régulière.

Lemoal ne quitte l'hôpital qu'au mois de décembre, alors il marche facilement avec un bâton et fait des promenades prolongées sans fatigues. Sa jambe est dans l'extension, l'articulation du genou est presque ankylosée, la mobilité en est très-bonne. La région rotulienne est aplatie et plus large que dans l'état normal, déprimée transversalement au niveau de la rotule ; un peu au-dessus est une cicatrice solide, adhérente, longue de 5 centim.; de chaque côté du tendon rotulien se voient deux autres cicatrices enfoncées, correspondant aux ouvertures des drains. A la place du fragment supérieur de la rotule qui a été extrait, on sent distinctement un os de nouvelle formation, triangulaire, à bords arrondis, à sommet supérieur mousse, et dont le volume est à peu près celui du fragment enlevé. La partie inférieure de la rotule est élargie et a acquis un volume exagéré.

Ce malade a été revu un an après sa sortie de l'hôpital, le membre blessé avait repris toute sa force et son embonpoint; la marche était seulement gênée par l'ankylose du genou.

Comme on peut le voir dans cette observation le malade n'a pas une ankylose complète, il conserve quelques mouvements qui à la vérité sont très-bornés. On peut donc considérer ce fait comme un cas de résection partielle de la rotule.

On pourra trouver précédemment un autre fait (1) que l'on peut aussi considérer comme un cas de résection partielle de la rotule. Dans cette observation le fragment était petit et tout à fait libre.

Avant de terminer ce chapitre, nous citerons le résumé d'une observation de résection totale de la rotule à la suite de nécrose et suivie de guérison sans ankylose (2). Il s'agit d'un jeune homme de 21 ans, qui se fit une contusion au genou gauche, à la suite d'une chute. Gonflement, douleur, chaleur du genou. Mortification des téguments, dénudation de la rotule et nécrose de l'os.

MM. Knode et Wheeler virent le malade deux mois et demi après la chute; voici ce qu'ils constatèrent. Rotule colorée en noir, nécrosée, dénudée, entourée d'une masse de bourgeons charnus fongueux; synoviale ouverte par la mortification des tissus et fournissant une abondante sécrétion de synovie. Face profonde du ligament rotulien intacte, mais le tissu était ramolli; gonflement considérable des parties environnantes. On enlève complétement la rotule qui était nécrosée dans toute son épaisseur. Comme ce malade était considérablement affaibli, on institua un traitement reconstituant et stimulant. Cinq mois après ce jeune homme marchait sans boiter; il n'y avait pas d'ankylose de l'articulation; le malade exécutait les mouvements les plus variés et les plus énergiques avec la jambe gauche. A la place de la rotule enlevée on remarquait une dépression et une forte bande fibreuse unissant le tendon du triceps au ligament rotulien.

M. Gross (de Philadelphie) a fait une opération semblable dans un cas analogue et avec un résultat satisfaisant.

(1) Observation 20.

(2) North Améric. médico-chirurg. review. Mai 1860. — Archiv. de médecine, août 1860. — Bulletin de thérap., t. LIX, 4e livr.

Il paraîtrait que M. Thirion, de Namur, aurait pratiqué de même en 1829 l'ablation de la rotule.

Ces différents faits pourraient donc plaider en faveur de la résection partielle ou totale de la rotule dans des cas de fractures comminutives de cet os avec ouverture de l'articulation.

Si dès le début il survenait des accidents déterminés par la contusion des surfaces articulaires du fémur ou par l'ébranlement général du système nerveux ; comme dans ces cas les accidents pourraient entraîner infailliblement le blessé au tombeau, il faudra que le chirurgien se résigne à faire une opération. Tous n'ont pas été d'accord sur le genre d'opération qu'il fallait pratiquer. Tandis qu'à l'étranger on a paru assez disposé à pratiquer la résection, en France cette opération, qui peut être un jour appelée à rendre de grands services, n'a pas encore eu grand nombre de partisans.

Nous reviendrons du reste plus loin sur cette question de la résection.

Dans tous les cas, quand on verra survenir ces graves accidents dont nous avons parlé, le moment sera venu de songer à l'amputation ou à la résection, comme dernière ressource à laquelle on puisse recourir.

CHAPITRE III.

DES FRACTURES COMPLIQUÉES DE LA ROTULE PAR PROJECTILES DE GUERRE.

Nous ne ferons pas ici une histoire des fractures de la rotule compliquées d'ouverture du genou et produites par des armes à feu; cette description sortirait du cadre que nous nous sommes assigné, car ces genres de lésions ne présentent rien de particulier en dehors des plaies ordinaires du genou par projectiles de guerre. Faire l'histoire de ces blessures reviendrait à traiter des plaies du genou par armes à feu, c'est ce que nous n'entreprendrons pas. Nous ne dirons donc, pour être complet dans notre thèse, qu'un mot sur le traitement de ces genres de lésions.

On a de tout temps considéré les plaies pénétrantes du genou à la suite de coups de feu comme étant une indication formelle à l'amputation. Ainsi Larrey dit (1) : Une articulation fracassée par une balle qui est enclavée avec destruction des ligaments, des tendons, de la capsule, forme une blessure très-grave qu'on ne guérit pour l'ordinaire que par l'amputation. Cette opération doit être faite sans délai avant l'apparition des accidents qui compliquent ces sortes de plaies. Elle doit être différée lorsque ces accidents qui sont : l'inflammation, la tuméfaction de la partie, le délire, les convulsions, la douleur excessive, se sont développés subitement.

Percy dit positivement : l'expérience m'a appris que de cent coups de feu au genou avec fracas des os, rupture des ligaments, déchirement des trames capillaires, quatre vingt-dix-neuf sont mortels si on ne recourt de bonne heure à l'amputation.

(1) Relations chirurgicales de l'expédition de l'armée d'Orient.

Comment décider un blessé atteint au genou par une balle qui n'a fait qu'une ou deux plaies, encore peu douloureuses et sans gonflement, comment, dis-je, le décider à se faire amputer la cuisse immédiatement après sa blessure ? Rien ne peut le persuader, il faut attendre et dans quelques jours il n'est peut-être plus temps. Ce cas est un des plus embarrassants pour le chirurgien.

Le Conte (Prix de l'Académie de chirurgie) dit : « Lorsque dans le genou la fracture n'affecte point l'extrémité inférieure du fémur, quoique l'autre partie de l'articulation soit fracassée, si d'ailleurs les accidents ne sont point urgents, on doit différer de faire l'amputation ; car on ne risque rien de plus, et il peut arriver que l'on soit dispensé de faire un tel sacrifice. »

Malgaigne admet les amputations quand le genou a été lésé par un projectile de guerre.

Les auteurs du *Compendium de chirurgie* sont également partisans de l'amputation à la suite de plaies pénétrantes du genou par projectiles de guerre.

Malgré toutes ces assertions, il s'est trouvé bon nombre de chirurgiens qui ont tenté la conservation du membre, et qui y sont parvenus.

En effet, si on consulte les observations publiées jusqu'à ce jour, on pourra voir, quoique toutes ces plaies soient par elles-mêmes excessivement graves, que les ressources de la nature, aidées et bien ménagées par les secours de l'art, peuvent conduire à une terminaison heureuse quelques-unes de ces fâcheuses blessures à la suite desquelles l'amputation aurait semblé toujours indiquée.

Aujourd'hui, la chirurgie conservatrice plaide en faveur de ces genres de lésions ; on pourra, du reste, consulter avec avantage une étude statistique *sur les resultats de la chirurgie conservatrice comparés à ceux des résections et des am-*

putations, par M. E. Spillmann, professeur agrégé au Val-de-Grâce (1).

Dans tous les cas de plaies pénétrantes du genou, les indications à remplir seront les suivantes :

Si la plaie est compliquée de corps étrangers, balles, vêtements, esquilles, il faudra chercher à les extraire.

Telle est l'opinion de la plupart des chirurgiens.

Ceux qui rejettent comme mauvaises les tentatives d'extraction par des incisions, appuient leur opinion sur l'inconvénient que peut produire l'introduction de l'air dans l'articulation ; ils pensent d'ailleurs que les recherches, souvent infructueuses, peuvent irriter les parties, tandis qu'on doit attendre que les efforts seuls de la nature rejettent les corps étrangers au dehors.

Or, il est facile d'élever des objections à ce sujet, car on peut atténuer la gravité des résultats de son influence en débridant la plaie et en laissant un libre cours à la suppuration.

Quant au reste du traitement, il devra être fait comme s'il s'agissait d'une lésion articulaire par traumatisme simple.

Nous ne citerons pas d'observation à l'appui de la chirurgie conservatrice, tout le monde sait que la science possède un grand nombre de cas qui plaident en sa faveur.

Si, par suite de lésions trop étendues ou d'accidents consécutifs, on se voyait dans l'impossibilité de conserver le membre, quelle devrait être la conduite du chirurgien ?

Malheureusement dans des cas semblables, on ne peut pas formuler une règle de conduite précise comme dans d'autres affections chirurgicales ; c'est à son inspiration, et à son tact seul, que le chirurgien doit s'en rapporter.

Dans des cas où une balle ou un boulet venant à briser la

(1) Archiv. de méd., février 1868 et num. suivants.

rotule, les condyles du fémur et à dilacérer les vaisseaux et nerfs poplités, il ne faut faire aucune tentative de conservation, il faut opérer immédiatement l'amputation de la cuisse.

Si la rotule était brisée, nous croyons que le chirurgien ne ferait pas mal de la réséquer : c'est une pratique que nous trouvons dans Percy et dans la thèse d'un de ses élèves, Couste (1). Voici du reste, comment Couste s'exprime à ce sujet : « Il ne faut pas croire que la rotule soit tellement nécessaire à la locomotion que l'on ne puisse plus marcher, lorsque l'on en est privé ; il existe plusieurs soldats invalides à qui elle a été retranchée à la suite de coups de feu et d'autres accidents, et qui n'en marchent pas moins avec facilité. »

La même année, Capiomont (2) s'exprimait de la façon suivante : « Dans les fractures comminutives de la rotule, surtout dans celles qui sont produites par un coup de feu, l'expérience dépose en faveur de l'extirpation complète de cet os, et, si l'on a pu conserver assez de peau pour recouvrir l'espace qui reste à nu, presque toujours on obtient une guérison assez prompte. »

A l'appui de cette pratique nous citerons les observations suivantes :

OBSERVATION XXV (3)

Plaie d'arme à feu avec perte complète de la rotule ; large ouverture de l'articulation du genou.

Le 2 novembre 1838, M. Ward fut appelé près de M. X..., qui venait de recevoir dans le genou un coup de fusil de chasse tiré à bout portant. Le coup avait porté sur la partie externe de l'articulation ; la peau était largement déchirée et les bords de la plaie comme brûlés ; la rotule avait été presque entièrement enlevée, à l'exception d'une forte portion qui était restée attachée

(1) Thèse, Paris, 1803. — (2) *Idem.*
(3) Gazette médicale, p. 412, 1840.

au ligament rotulien. Cette déperdition de substance était grande à y mettre le poing et mettait à nu tout l'intérieur de l'articulation. Les cartilages ainsi que les condyles du fémur et du tibia étaient intègres ; l'amputation immédiate de la cuisse fut d'abord résolue. Cependant, en réfléchissant aux raisons suivantes, M. Ward se décida à tenter la guérison sans opération :

1° L'intégrité du fémur, du tibia et de leurs cartilages ;

2° Le degré modéré de contusion et de lacération des parties molles environnantes ; l'âge et la force du malade qui avait en outre des habitudes tempérées.

Le premier jour le membre est placé dans la demi-flexion et la plaie recouverte de cataplasmes émollients ; opium à haute dose ; diète les jours suivants : aucun accident ne survient. Un peu de sommeil la nuit et quelques légères douleurs dans le genou.

Le pouls s'accélère à peine ; les anodins furent continués de même que les cataplasmes jusqu'à l'apparition de bourgeons charnus. On attendit pour fermer la plaie que la portion de rotule tenant au ligament fût exfoliée. A cette époque, on employa les bandelettes agglutinatives qui hâtèrent la cicatrisation. Elle était complète le 4 janvier 1839.

Le malade se leva bientôt et marcha avec des béquilles ; son genou était soutenu par une attelle et un bandage approprié. Vers le milieu du mois de mars il faisait six milles à cheval.

M. Ward a vu longtemps après son malade qui marchait et courait sans aucun appareil.

OBSERVATION XXVI (1).

Observation de perte complète d'une rotule par cause vulnérante, par M. Cambray, chirurgien de l'hôpital de Cambrai.

En 1815, vers la fin de juin, après Waterloo, Cambrai éprouva un petit siége de quelques heures. Un jeune homme de 15 ans, fort, vigoureux, curieux de voir le siége, monta sur le parapet d'un rempart et une balle anglaise vint le frapper au genou. Trois heures après l'accident M. Cambray vit ce jeune homme.

La balle était entrée par le côté interne du genou ; elle avait,

(1) Journal de chirurgie de Malgaigne, décembre 1846. — Bulletin médical du Nord.

sans intéresser les bords des condyles, traversé la rotule dans son milieu, en avait chassé devant elle les débris dans toute la largeur de son calibre, et était sortie avec eux à la partie externe où elle avait fait une déchirure d'autant plus considérable, que la portion d'os entraînée en avait augmenté l'étendue. Il y avait là une plaie de 5 à 6 centimètres. La portion de peau qui recouvre la partie antérieure du genou était restée intacte, et formait une espèce de pont de 2 à 3 centimètres environ de large, sur le trajet que la balle avait parcouru. Les portions supérieure et inférieure de la rotule étaient restées en place et tenaient encore aux ligaments et à la bourse muqueuse qui les recouvre; le trou formé par le calibre de la balle était bien dessiné. Pansement simple, couche légère de charpie sur la plaie, bande roulée depuis les orteils jusqu'au genou; puis, au-dessus, une autre bande roulée jusqu'à l'aine; le genou est entouré d'un large cataplasme légèrement résolutif.

L'inflammation étant survenue le lendemain, le bandage est un peu relâché; emploi des réfrigérants locaux, et au bout de peu de jours les formidables effets du gonflement et de l'inflammation s'amoindrirent et la suppuration s'établit. Fusées, fistules le long des gaînes tendineuses, dans le tissu cellulaire qui entoure les muscles de la cuisse; elles s'approfondirent à 12 et 15 centimètres. Contre-ouverture, compression de leurs trajets. Elles tarirent, mais il s'en produisit d'autres le long des muscles de la jambe qui cédèrent aussi au même moyen; bientôt il n'y eut plus que les plaies primitives comme foyer de suppuration.

Les fragments supérieur et inférieur de la rotule, continuellement baignés par la suppuration, se détachèrent et furent enlevés facilement. Dès ce moment il n'y eut plus que deux plaies simples qui se cicatrisèrent promptement. Trois mois après environ, le malade marchait sans aucun appui et pouvait s'accroupir et se relever aussi facilement que s'il n'avait jamais été blessé. Il sautait sur un cheval à poil et avec assez de facilité.

Il s'engagea dans un régiment de hussards où il servit pendant deux ans.

Au bout de ce temps M. Cambray le revit il avait le genou peu difforme, presque plat, cependant on sentait parfaitement les tendons et les ligaments qui semblaient être accolés ensemble; le tendon rotulien avait repris sa forme normale, et l'on trouvait à la place de la rotule un noyau dur, un peu saillant, une espèce de rudiment ossifié, qui dans les mouvements fonctionnait entre les condyles à la manière d'une véritable rotule. Du reste, tous les mouvements articulaires s'exécutaient avec toute la force et la régularité possible. Jamais il n'avait ressenti de douleur. Il servit ensuite comme simple douanier à pied.

OBSERVATION XXVII (1).

Dans la campagne d'Espagne un mamelouks nommé Ibrahim reçut une balle de pistolet qui traversa l'articulation du genou et brisa la rotule. Larrey enleva presque tous les fragments d'os mobiles et détachés, et la plaie fut pansée très-simplement : il y eut quelques accidents graves, mais qui cédèrent à un traitement approprié. Le blessé obtint une guérison parfaite.

C'est là plutôt un fait qu'une observation venant à l'appui de ce que nous avons dit, mais Larrey ne donne pas plus de détails.

En dehors des observations que nous avons citées, nous mentionnerons trois cas de résection de rotule rapportés par E. Bœckel dans sa traduction du *Traité des résections* de O. Heyfelder. Ces résections ont été pratiquées par Theden, Condyon et Textor fils. Sur ces trois cas, deux malades ont conservé un membre utile; quant au troisième, celui-ci est mort.

Pendant la guerre d'Amérique, sept résections partielles du genou pour des plaies par armes à feu ont été rapportées dans la sixième circulaire. Trois de celles-ci étaient des résections de la rotule. Les opérateurs étaient Boutecou, des volontaires des États-Unis; Moseley, des volontaires des États-Unis; et Coale, de l'armée régulière des États-Unis. Les malades ont survécu aux opérations 15, 18 et 12 jours.

On pourra, dans notre chapitre précédent, trouver des résections de la rotule suivies de succès, de sorte que ces diffé-

(1) Larrey, Mém. de chir. milit., t. III.

rents faits pourraient peut-être faire tenter à introduire cette opération dans la pratique quand on se trouverait en présence d'une fracture comminutive de la rotule compliquée d'ouverture du genou.

Si cette opération a si bien réussi entre les mains des chirurgiens qui en ont fait usage, c'est évidemment parce qu'elle fait cesser toute cause d'étranglement en donnant une libre issue au pus accumulé dans la synoviale.

Nous ne viendrons pas dans notre travail discuter les cas où il faudra réséquer le genou ou amputer le membre, car les faits sur lesquels nous nous appuierions ne seraient pas exacts et sortiraient du cadre que nous nous sommes assigné : fractures de la rotule compliquées d'ouverture du genou. Il nous faudrait citer des plaies du genou sans aucune autre lésion, ou des plaies du genou avec lésion des surfaces articulaires tibio-fémorales, c'est ce que nous ne ferons pas.

Avant de terminer, nous citerons cependant un cas de résection du genou, pratiqué avec succès par M. Verneuil pour une fracture de la rotule compliquée d'ouverture du genou.

OBSERVATION XXVIII.

Il s'agit d'un braconnier blessé dans une lutte à main armée. M. Verneuil qui cite ce fait à la Société de chirurgie dans la séance du 27 avril 1864, dit à ce sujet :

L'accident remontait à vingt jours lorsque M. le Dr Surblay, de Corbeil, me fit voir son malade. L'état local et l'état général étaient des plus graves, et M. Surblay se proposait d'amputer le membre comme dernière chance de salut. Le genou était ouvert par une plaie irrégulière et sanieuse, la jambe tuméfiée était le siége d'un phlegmon diffus.

Je pensai que dans une pareille situation la résection offrait peut-être moins de dangers que l'amputation, que d'ailleurs les incisions nécessitées par l'opération et quelques tubes à drainage placés dans les interstices musculaires de la jambe pourraient combattre avec succès le phlegmon diffus. Je me décidai donc à faire la résection du genou. La rotule étant réduite en éclats, le fémur et le tibia n'étaient le siége d'aucune fracture, mais il y avait une synovite intense avec abondante suppuration, etc. Après deux mois et demi la marche avec des béquilles était possible, et à trois mois et demi la guérison était achevée; la jambe était raccourcie bien entendu, mais droite, rigide, sans aucune fistule.

Pour la question de la résection et de l'amputation, nous renvoyons aux discussions de la Société de chirurgie, au mémoire de M. Lefort et à un travail récent publié par M. E. Spilmann, sur la résection traumatique du genou, envisagée au point de vue du traumatisme (1). Dans ce travail, M. Spilmann montre, à l'aide d'une étude statistique, l'avantage de la résection traumatique du genou en temps de paix sur cette opération en temps de guerre. Aussi, dans ce dernier cas, il dit que la résection ne peut s'appliquer à la chirurgie d'armée, si ce n'est dans des conditions très-exceptionnelles.

En effet, sur 19 cas de résections traumatiques du genou faites consécutivement à des blessures de guerre, on ne peut citer que deux succès assurés.

Au contraire, en temps de paix, quand les conditions générales de la vie des camps n'existent plus, quand des causes traumatiques plus légères telles que des plombs, des balles de petit calibre, des corps contondants ordinaires, etc., ont provoqué une arthrite suivie d'accidents exigeant impérieusement une opération, la résection, croit M. E. Spilmann, peut être avantageusement substituée à l'amputation.

En effet, sur 13 observations de résection on ne trouve que 3 morts, chiffre bien inférieur à celui qu'accusent les statistiques d'amputations traumatiques de la cuisse.

Ce chiffre montre l'avantage des résections du genou sur les amputations traumatiques de la cuisse. Mais, comme il

(1) Archives de médecine, juin 1868.

le dit : nos observations ne sont point suffisantes pour entraîner les convictions; prises dans divers pays, chez des sujets d'âges, de constitutions variables, placés dans des conditions hygiéniques qu'il nous est difficile d'apprécier, elles ne constituent point une statistique proprement dite; cependant elles méritent de fixer sérieusement l'attention des chirurgiens.

Il est probable que la résection comptera un peu moins de succès quand elle se fera plus souvent sur des adultes; mais tout semble démontrer qu'elle conservera sa supériorité sur l'amputation.

Assurément la chirurgie conservatrice bien dirigée l'emportera toujours sur ce moyen extrême ; aussi la résection, comme le dit M. Spilmann, bien loin d'être une règle générale, ne doit être employée que lorsque tous les moyens ont échoué. C'est une ressource suprême à substituer à l'amputation secondaire lorsque tous les procédés que nous avons énumérés se montrent impuissants à conjurer les accidents.

Ces résultats obtenus sont, en effet, magnifiques comme étude statistique, mais il resterait à savoir exactement : dans quel état sont les sujets chez lesquels on a pratiqué la résection du genou ; comment ils marchent et si leur membre leur sert plutôt qu'il ne les gêne.

Malgré cette statistique intéressante, si pareil cas se présentait, nous avouons que nous hésiterions à pratiquer la résection du genou et que nous aurions peut-être une certaine tendance à amputer la cuisse. Le malade une fois guéri, avec un appareil prothétique bien fait ou même un simple pilon, pourra marcher beaucoup plus facilement qu'avec un membre racourci et souvent disloqué, comme ceux que l'on observe à la suite de résections totales du genou.

Resumé du traitement général des fractures de la rotule compliquées d'ouverture du genou.

I. Ces fractures compliquées ont des symptômes et une marche en tout analogues aux plaies pénétrantes du genou.

II. Toutes les fois qu'on se trouvera devant une semblable lésion, la première indication à remplir sera de chercher à avoir une réunion osseuse des fragments rotuliens.

III. Cette réunion osseuse devra être faite afin d'éviter une adhérence du tissu fibreux de la rotule avec le tissu cicatriciel de la peau, ce qui, au moindre mouvement exagéré du malade, pourrait déterminer la rupture du tissu fibreux et du tissu cicatriciel, et par conséquent l'ouverture du genou.

IV. Pour faciliter dès lors l'écoulement du pus, il faudra ouvrir l'articulation sur une ou sur les deux parties latérales du genou.

V. On devra passer un tube à drainage au travers du cul-de-sac synovial sous-crural afin d'éviter l'ulcération de celui-ci, et par cela même des fusées purulentes entre les muscles de la cuisse.

VI. On pourra remplacer ce tube à drainage par une bande roulée méthodiquement au-dessus du genou, et déterminant la compression du cul-de-sac.

VII. On devra employer les irrigations continues et les injections à l'eau alcoolisée.

VIII. Si, malgré ce traitement, il survenait des complications qui feraient craindre pour la vie du sujet, il ne faudrait pas hésiter à pratiquer l'amputation du membre.

IX. Si la rotule était fracturée comminutivement, il faudrait faire l'extraction des esquilles, ou opérer l'ablation partielle ou totale de la rotule, suivant les indications fournies par la lésion.

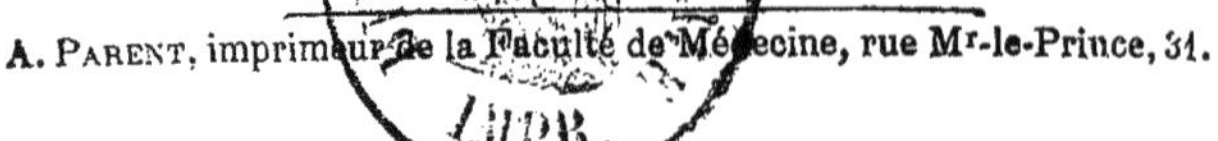

A. Parent, imprimeur de la Faculté de Médecine, rue Mr-le-Prince, 31.

TABLE DES MATIÈRES

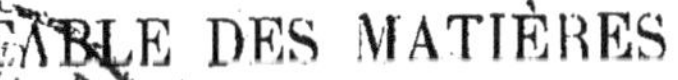

FIN DE LA TABLE.

A. Parent, imprimeur de la Faculté de Médecine, rue Mr-le-Prince, 31.

A LA MÊME LIBRAIRIE

A. PARENT, imprimeur de la Faculté de Médecine, rue Mr le-Prince, 31.

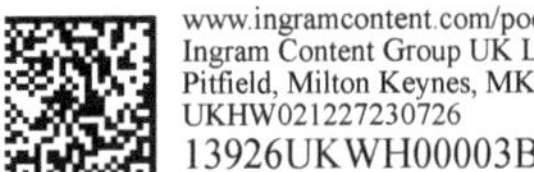

www.ingramcontent.com/pod-product-compliance
Ingram Content Group UK Ltd.
Pitfield, Milton Keynes, MK11 3LW, UK
UKHW021227230726
13926UKWH00003B/1279

9 782014 113273